Die Kunst, sich wertzuschätzen

Heinz-Peter Röhr

Die Kunst, sich wertzuschätzen

Angst und Depression überwinden –
Selbstsicherheit gewinnen

Patmos Verlag

Wichtiger Hinweis:
Die in diesem Buch enthaltenen Informationen, Hinweise und Übungen wurden nach bestem Wissen des Autors erstellt und sorgfältig geprüft. Sie ersetzen jedoch nicht den persönlich eingeholten (psycho-)therapeutischen oder medizinischen Rat. Verlag und Autor können für Irrtümer oder etwaige Schäden, die aus der Anwendung der dargestellten Informationen, Hinweise oder Übungen resultieren, keine Haftung übernehmen. Deren Nutzung bzw. Durchführung erfolgt auf eigene Verantwortung der Leserinnen und Leser.

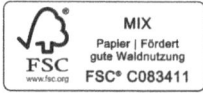

Die Verlagsgruppe Patmos ist sich ihrer Verantwortung gegenüber unserer Umwelt bewusst. Wir folgen dem Prinzip der Nachhaltigkeit und streben den Einklang von wirtschaftlicher Entwicklung, sozialer Sicherheit und Erhaltung unserer natürlichen Lebensgrundlagen an. Näheres zur Nachhaltigkeitsstrategie der Verlagsgruppe Patmos auf unserer Website www.verlagsgruppe-patmos.de/nachhaltig-gut-leben
Übereinstimmend mit der EU-Verordnung zur allgemeinen Produktsicherheit (GPSR) stellen wir sicher, dass unsere Produkte die Sicherheitsstandards erfüllen. Näheres dazu auf unserer Website www.verlagsgruppe-patmos.de/produktsicherheit. Bei Fragen zur Produktsicherheit wenden Sie sich bitte an produktsicherheit@verlagsgruppe-patmos.de

Bibliografische Information der Deutschen Nationalbibliothek
Die Deutsche Nationalbibliothek verzeichnet diese Publikation in der Deutschen Nationalbibliografie; detaillierte bibliografische Daten sind im Internet über http://dnb.d-nb.de abrufbar.

12. Auflage 2025
Alle Rechte vorbehalten
© 2013 Patmos Verlag
Verlagsgruppe Patmos in der Schwabenverlag AG, Senefelderstr. 12, 73760 Ostfildern
www.patmos.de

Umschlaggestaltung: Finken & Bumiller, Stuttgart
Umschlagmotiv: © by-studio – fotolia
Gestaltung und Satz: Schwabenverlag AG, Ostfildern
Druck: CPI books GmbH, Leck
Hergestellt in Deutschland
ISBN 978-3-8436-0391-1 (Print)
ISBN 978-3-8436-0425-3 (eBook)

Entscheidend ist nicht, woher du kommst,
sondern wohin du willst.
(Autor unbekannt)

Inhalt

Einleitung 11

Teil 1: Die Selbstwertanalyse 15

Wie entwickelt sich das Selbstwertgefühl? 17
Drei grundlegende Fragen 18
Was ist Selbstwertanalyse? 22
Zusammenfassung 22

Geheime Programme 24
Das geheime Programm *Ich bin nicht willkommen* 24
Das geheime Programm *Ich genüge nicht* 26
Das geheime Programm *Ich bin nicht satt geworden / Ich bin zu kurz gekommen* 28
Weitere geheime Programme 30
Zusammenfassung 34

Gegenprogramme 36
Das Gegenprogramm *Leistung/Erfolgssucht* 37
Das Gegenprogramm *Sucht nach Anerkennung* 39
Das Gegenprogramm *Helfen* 39
Das Gegenprogramm *Anpassung/Überanpassung* 40
Das Gegenprogramm *Sich hinter einer Maske verstecken* ... 40
Weitere Gegenprogramme 41
Zusammenfassung 43

Neue Programme 44
Wie lernt ein Mensch neue Glaubenssätze? 45
Das neue Programm *Ich bin willkommen* 50
Das neue Programm *Ich genüge (mir) immer* 52
Das neue Programm *In mir ist alles, was ich brauche* 54
Das neue Programm *Ich bin ein Gewinner* 55

Was hilft, die neuen Programme zu installieren? 56
Zusammenfassung 62

Neues Verhalten 63

Teil 2: Selbstwertanalyse und Persönlichkeit 69

Die depressive Persönlichkeit 73
Geheime Programme und Gegenprogramme 73
Neue Programme 76
So wie wir denken, fühlen wir auch –
wie Gefühle entstehen 78
Depressive Erkrankung oder depressive Verstimmung? 80
Zusammenfassung 82

Die narzisstische Persönlichkeit 84
Geheime Programme und Gegenprogramme 85
Neue Programme 90
Die narzisstische Verstimmung 93
Narzisstischer Missbrauch 97
Zusammenfassung 98

Die abhängige Persönlichkeit 100
Geheime Programme und Gegenprogramme 101
Neue Programme – neues Verhalten 106
Liebessucht 111
Mobbing 116
Zusammenfassung 120

Die hysterische Persönlichkeit 122
Geheime Programme und Gegenprogramme 124
Die Angst vor Zurückweisung 125
Krankhafte Eifersucht 128
Selbstwertanalyse und Sexualität 130
Der Autonomie-Abhängigkeitskonflikt 131
Zusammenfassung 138

Die zwanghafte Persönlichkeit 140
Geheime Programme und Gegenprogramme 140

Die zwanghafte Persönlichkeitsstörung 142
Die Zwangsstörung 144
Zusammenfassung 147

Die schizoide Persönlichkeit 149
Geheime Programme und Gegenprogramme 150
Neue Programme 153
Zusammenfassung 154

Die Borderline-Persönlichkeitsstörung 156
Geheime Programme und Gegenprogramme 156
Neue Programme 159
Zusammenfassung 162

Sexuelle Traumatisierung 164
Geheime Programme und Gegenprogramme 166
Fortgesetzte sexuelle Traumatisierung – sexuelle Hörigkeit 168
Neue Programme 169
Zusammenfassung 170

**Teil 3: Selbstwertanalyse und Selbstwertentwicklung
in der Praxis** 173

Die heilende Kraft der Selbstvergebung 175
Heilende Bilder im Neuen Testament 175
Schuld oder Verantwortung? 181
Die Kunst zu verzeihen 182
Das Gespräch mit der inneren Ratgeberin oder dem inneren
Heiler 186

Auf dem Weg der Selbstentfaltung 188
Psychotherapie ist Begeisterung 188
Die Frage nach dem Sinn des Lebens 190
Ein neues Bewusstsein durch Meditation 191

Zum Abschluss: Werden Sie »hellsichtig«! 193

Anhang 194
Fragebogen zum geheimen Programm *Ich bin nicht willkommen* . 194
Fragebogen zum geheimen Programm *Ich genüge nicht* 195
Fragebogen zum geheimen Programm *Ich bin nicht satt geworden/
Ich bin zu kurz gekommen* 196

Anmerkungen 198

Literatur 199

Einleitung

> *Die Seele zwingt uns dazu,*
> *uns mit dem auseinanderzusetzen,*
> *was wir im Innersten sind.*
> DALAI-LAMA

Wer bin ich in meinem Innersten, wer bin ich wirklich? Um sich dieser Frage zu nähern, muss man sich dem eigenen Selbstwertgefühl zuwenden – und das wird wesentlich durch unsere Entwicklung geprägt. Das Selbstwertgefühl ist etwas, das man immer bei sich trägt, das ständig präsent ist, bei Tag und bei Nacht, das die Stimmung maßgeblich beeinflusst, die Lebensfreude bestimmt, über Erfolg oder Misserfolg entscheidet, also in besonderer Weise für unser Lebensglück verantwortlich ist. Deshalb gehört es ins Zentrum unserer Aufmerksamkeit gestellt.

Wir glauben, viel für unser Selbstwertgefühl zu tun, wenn wir uns Mühe geben, gute Leistungen erbringen, erfolgreich sind, uns um unser Äußeres kümmern, etwa durch Schminken oder schöne Kleidung. Dabei bleibt das Selbstwertgefühl von solchen Aktionen letztlich wenig beeindruckt. Gerade extreme Anstrengungen sind eventuell schädlich, da sie das Gegenteil von dem bewirken können, was wir erreichen wollen. Die Leistungs- und Konsumgesellschaft suggeriert hier falsche Lösungen: Wer viel hat, ist glücklich; wer wenig hat, muss unglücklich sein. Wer eine hohe Position bekleidet, ist wertvoll; wer arbeitslos ist, wertlos. Diese Klischees sind oft tief in unserem Denken verankert. Wie sehr Erfolg, Reichtum, Macht usw. vielfach nur »Beruhigungsmittel« sind, wird nicht verstanden.

Aber wie kann man effektiv an seinem Selbstwertgefühl arbeiten? Sind wir unserem Schicksal ausgeliefert oder gibt es wirksame Lösungen? Mit Hilfe der in diesem Buch vorgestellten *Selbstwertanalyse* lassen sich die inneren negativen Programme, die unser Selbstwertgefühl untergraben, verstehen. Weiterhin wird deutlich, welche neuen Programme zu einer positiven Veränderung führen. So wird es möglich, die Wahrnehmungsperspektive zu erweitern und eine neue Vision für das eigene Leben zu entwickeln und umzusetzen.

Die meisten seelischen Krankheiten sind Folge eines gestörten Selbstwertgefühls. Dazu gehören Depressionen, Angststörungen, Suchterkrankungen und Persönlichkeitsstörungen. Für Menschen, die Mobbingopfer werden oder ein Burnout erleben, ist es ebenfalls hilfreich und effektiv, sich mit der Selbstwertanalyse zu beschäftigen, um so neue Perspektiven zu erkennen und in den Alltag zu integrieren.

An den Anfang haben die Götter die Diagnose gestellt – so heißt es in der Medizin und so muss es auch im Bereich der Psychotherapie heißen. Nur wenn ein Problem wirklich verstanden ist, die Ursachen klar und beschreibbar sind, kann nach einer wirklichen Lösung gesucht werden. Leider wird viel zu häufig der wahre Grund für Symptome nicht gesehen und nicht entsprechend gewürdigt. Viele seelische Probleme haben ihre Wurzeln bereits in der Kindheit. Die Entwicklung der Persönlichkeit, gerade während der frühen Phasen, ist ein sensibler Prozess, der leicht beeinflusst werden kann. Störungen haben nachhaltigen Charakter, da die Psyche geprägt wird und bestimmte Muster in das erwachsene Leben »mitgenommen« werden. Die Behandlung seelischer Probleme kann nur dauerhaft gelingen, wenn die frühen Verletzungen und Kränkungen des Selbstwertgefühls aufgearbeitet werden. In der Psychotherapie ist die Rede vom »Wiederholungszwang«. Bestimmte Probleme und Störungen haben die Eigenschaft, immer wieder aufzutauchen. Warum das ohne innere Veränderung so sein muss, wird ausführlich bei der Beschreibung der Selbstwertanalyse erklärt.

Wer sich mit seinem Selbstwertgefühl beschäftigt, braucht Mut. Viele haben Angst vor dem, was in ihrem Innersten geschieht, und vor den Kräften, die hier wirken. Der berühmte Psychoanalytiker C. G. Jung sprach in diesem Zusammenhang vom »Schatten«, den jeder Mensch in sich trägt, und meinte damit die Persönlichkeitsanteile, die nicht so gerne gesehen werden, die nicht zu dem Bild zu passen scheinen, das wir von uns persönlich haben und das wir auch anderen zu vermitteln suchen. So wie unser Schatten verfolgen uns diese geheimnisvollen Programme. Erst wenn wir den Mut haben, sie wahrzunehmen, wenn wir sie verstehen, können wir wirksame Strategien entwickeln, um besser mit ihnen zurechtzukommen.

Jeder Mensch ist ein individuelles, einzigartiges Wesen. Dennoch werden in der Psychologie verschiedene Persönlichkeitsstrukturen beschrieben, die man immer wieder vorfindet. Typische Muster wie das Depressive, das Narzisstische, das Abhängige, das Zwanghafte, das Hysterische oder das Schizoide gehören zum Menschen. Die meisten tragen

Eigenschaften verschiedener Persönlichkeitstypen in sich. Ist eines dieser Muster stark ausgeprägt, z. B. das Depressive, entstehen typische Probleme, auch bezüglich des eigenen Selbstwertgefühls. Diese spezifischen Probleme werden im zweiten Teil des Buches aufgezeigt, mit dem Ziel, individuelle Wege zu erkennen.

Im dritten Teil geht es um die Selbstwertanalyse und Selbstwertentwicklung in der Praxis, wobei auch spirituelle Aspekte einbezogen werden. An vielen Stellen liest sich das Neue Testament wie eine Anleitung zur Entwicklung eines neuen Selbstwertgefühls. Den Bildern wohnt eine heilende Kraft inne, sie können einen therapeutischen Prozess wirkungsvoll unterstützen. Des Weiteren geht es im dritten Teil um Selbstakzeptanz und Selbstliebe – das Ziel jeder Psychotherapie. Sie sind die Quelle von innerer Zufriedenheit und die Voraussetzung für Beziehungsfähigkeit, Begegnungen auf Augenhöhe und gelingendes Leben. Selbstverwirklichung wird so erst möglich.

Mein Anliegen ist es, mit Hilfe dieses Buches aufzuzeigen, wie die Entwicklung von Selbstliebe möglich wird. Es ist eine Vertiefung und wesentliche Erweiterung meines Buches *Wegweiser zum Glück. Die geheimen Programme der Seele entschlüsseln,* das ebenfalls im Patmos Verlag erschienen ist, dem ich an dieser Stelle herzlich danken möchte. Die Selbstwertanalyse ist eine psychotherapeutische Methode, die einen raschen Zugang zu tiefen Störungen des Selbstwertgefühls ermöglicht. Viele Menschen, die sich mit der Methode vertraut machten, bekräftigten, dass sie erstmals ein wirkliches Verständnis für ihre emotionalen Probleme gewinnen konnten.

Sehr herzlich möchte ich wieder meinen Patientinnen und Patienten danken, die mit ihrem Mut zur Offenheit maßgeblich dazu beitrugen, dass ich vieles besser verstehen durfte. Meiner Tochter Michaela danke ich sehr herzlich für die zahlreichen Anregungen und Hinweise sowie für die Überarbeitung des Manuskripts. Meiner Frau Annemie gilt ein besonders liebevoller Dank für ihr unablässiges Zuhören sowie für die kritischen Anmerkungen und die zahlreichen Vorschläge, mit denen sie das Schreiben dieses Buches begleitete.

Bad Fredeburg, im Mai 2013
Heinz-Peter Röhr

Teil I
Die Selbstwertanalyse

Wie entwickelt sich das Selbstwertgefühl?

Die Frage, wann sich das Selbstwertgefühl entwickelt, ist etwa so zu beantworten: Das Selbstwertgefühl entwickelt sich maßgeblich während der ersten sechs Lebensjahre. Darüber besteht Einigkeit bei den meisten Forschern und Wissenschaftlerinnen. Während dieser Zeit werden die Weichen gestellt, die lebenslänglich von Bedeutung sind. Doch wie sehr frühe Erfahrungen das Leben bestimmen, ist den meisten Menschen gar nicht bewusst.

Die Entwicklung beginnt während der Schwangerschaft: Wie steht die werdende Mutter zu dem, was in ihrem Leib wächst? Ist sie in großer Erwartung und Freude? Oder wird sie von Zweifeln, Angst und Ablehnung geplagt? Kinder, die schon während der Schwangerschaft nicht gewollt waren, haben meist nach der Geburt viele Probleme. Sie sind häufiger untergewichtig, leiden öfter unter Ernährungsstörungen und sind aufgrund ihres schlechteren Immunsystems für Infekte anfälliger als erwünschte Kinder. Die Haltung der Mutter in der ersten frühen Phase zu ihrem Kind hat Auswirkungen auf die gesamte Persönlichkeit, bis hinein in die körperlichen Strukturen und Abläufe. Die Auswirkungen auf die Seele, und damit auch auf das Selbstgefühl, sind so gravierend, dass sie in ihrer Bedeutung schwerlich überschätzt werden können.

Jeder Mensch kommt mit bestimmten Persönlichkeitsmerkmalen auf die Welt. Gene tragen dazu bei, wie sich das Selbstwertgefühl entwickelt. Darauf haben wir jedoch keinen direkten Einfluss. Nachgewiesen durch die moderne Hirnforschung ist inzwischen, dass sich die Genstruktur durch die Umwelt verändert. Sie kann sich durch Psychotherapie, durch die Arbeit an der eigenen Person verändern, ebenso durch regelmäßig praktizierte Meditation, aber auch z. B. durch die Werbung, die uns täglich berieselt. Insgesamt muss davon ausgegangen werden, dass die Gene relativ großen Einfluss auf die Persönlichkeitsentwicklung haben.

Gleich zu Beginn ist jedoch zu erwähnen, dass es sie gibt: die Unverletzlichen. Trotz früher negativer Erfahrungen, schwierigster Lebensumstände und Vernachlässigungen scheint es immer wieder Menschen zu gelingen, ein zufriedenes Leben zu führen. In der Fachsprache nennt man sie »resilient«, das heißt, dass sie über konstruktive Strategien und

Fähigkeiten verfügen, trotz widrigster Umstände ihre psychische Gesundheit und ihre Leistungsfähigkeit zu erhalten. Bei ihnen kann man positive innere Programme erkennen, die Orientierung und Halt geben.

Drei grundlegende Fragen

Wenn ein Mensch auf die Welt kommt, stellen sich gleich zu Beginn des Lebens drei wichtige Fragen, die für das Selbstwertgefühl von entscheidender Bedeutung sind.

Die erste Frage lautet: *Bin ich willkommen?*
Jedes dritte Kind kommt ungeplant und leider häufig auch unerwünscht auf die Welt. Manchmal erwacht ein positives Gefühl für ein Kind erst nach seiner Geburt. Wie man sich ihm zuwendet, wie es berührt und angefasst wird, trägt entscheidend dazu bei, ob es sich auf dieser Welt willkommen fühlt – oder nicht. In dem Zusammenhang spielt das sog. Körpergedächtnis eine Rolle. Die Zuwendung geht sozusagen unter die Haut. Streicheln, Berührung und Liebkosung werden als angenehm empfunden und im Körpergedächtnis gespeichert. Wenn diese positive Zuwendung in der Kindheit fehlte, kann es sein, dass Menschen körperliche Nähe als unangenehm empfinden und dass sie im späteren Leben Angst haben, wenn ein anderer Mensch ihnen nahe kommt. Besonders in Partnerbeziehungen muss dies zu enormen Schwierigkeiten führen.

Damit ein Mensch ein starkes Selbstwertgefühl entwickeln kann, benötigt er positive Signale von den ersten Bezugspersonen, zunächst besonders von der Mutter. Die Erfahrungen, die die kleinen Wesen während dieser Zeit machen, gehen sozusagen unter die Haut, und Lernen findet über die Haut statt. Der Lerntheoretiker Piaget nennt diese Form des Lernens »sensumotorisch«. Kinder lernen, obwohl sie noch nicht sprechen können. Sie spüren, wie die Mutter zu ihnen steht, wie andere Menschen – Vater, Geschwister oder Großeltern – zu ihnen stehen, ob sie willkommen sind oder nicht. Da diese Prozesse so früh stattfinden, dringen sie tief in die Seele ein, viel tiefer als in späteren Lebensabschnitten. Die Art und Weise, wie das kleine Kind angefasst wird, wie man es hält, wie man es streichelt und versorgt, geht als Botschaft in die Seele ein.

Natürlich ist die Behandlung eines unerwünschten Kindes anders als die eines erwünschten. Früh müssen kleine Kinder erleben, dass sie eine Last sind, dass man sie eigentlich nicht haben will. Demgegenüber wird ein willkommenes Kind mit der notwendigen Nähe, Wärme und Liebe versorgt. Die Stimme und die Stimmung, wenn die Mutter mit dem Säugling spricht, werden intuitiv wahrgenommen. Die emotionalen Schwingungen, die von den Eltern ausgehen, nimmt die Seele auf, und sie werden zur Basis für das Selbstwertgefühl.

Die psychologische Forschung, insbesondere die Entwicklungspsychologie, weist immer wieder auf die enorme Bedeutung des ersten Lebensjahres hin, das für die emotionale Entwicklung so wichtig ist. Ein fataler gesellschaftlicher Irrtum ist die Schaffung möglichst vieler Kindertagesstätten, damit Säuglinge möglichst früh versorgt werden und die Mütter wieder berufstätig sein können. Kinder brauchen besonders im ersten Lebensjahr die Mutter, die möglichst immer zur Verfügung steht, die ihrem Kind Sicherheit und Geborgenheit vermitteln kann. Das sog. Urvertrauen und das Gefühl, willkommen zu sein auf dieser Erde, sind die Basis für eine positive Persönlichkeitsentwicklung und für ein starkes Selbstwertgefühl. Die Liebe der Eltern zu ihrem Kind muss in seiner Seele förmlich Platz nehmen.

Das Fundament für das Selbstwertgefühl wird von den Eltern gelegt. Später wollen Kinder in der Gruppe willkommen sein. Sie haben das Bedürfnis, gemocht zu werden und wichtig zu sein. Hier spielen viele Faktoren eine Rolle. Kinder mit auffälligen körperlichen Besonderheiten, Behinderungen, z.B. Fehlstellungen der Augen etc., werden in einer Gruppe leicht zu Außenseitern und leiden unter Zurückweisungen. Kinder mit Migrationshintergrund spüren beispielsweise intuitiv, dass sie weniger willkommen sind als andere. Ihre Eltern fühlen sich in der Gesellschaft eher geduldet als willkommen und geben daher meist die Botschaft weiter: *Wir sind (ich bin) hier nicht willkommen.*

Die zweite Frage lautet: *Genüge ich meinen Eltern?*
Kleine Kinder tun alles, um ihren Eltern zu gefallen. Man kann sagen, dass es ein Grundbedürfnis jedes kleinen Kindes ist, den Eltern zu genügen. Sie spiegeln sich in den Augen der Eltern, die sie anschauen und ihnen ein Wertgefühl vermitteln. Ein Kind, das nicht von Vater oder Mutter anerkannt und akzeptiert wird, leidet. Es entsteht eine innere Verzweiflung, die quält und nach Auflösung schreit. Jedes Kind will von beiden Elternteilen das Gefühl bekommen, dass es ihnen genügt, dass sie mit seinem Sosein einverstanden sind. Für die Entwicklung des Selbstwertgefühls ist es immer problematisch, wenn beide Eltern (oder ein Elternteil) nicht zufrieden sind. Dabei scheint für das Selbstwertgefühl

grundsätzlich das von größerer Bedeutung zu sein, was ein Mensch *nicht* bekommen hat. Wer Mutter oder Vater nicht genügen konnte, trägt eine Wunde in sich, die das Selbstwertgefühl verletzt. Menschen leiden immer unter dieser Kränkung, die auch durch noch so großen Einsatz des anderen Elternteils nicht ungeschehen gemacht werden kann.

Der Leistungs- und Konkurrenzdruck in den Industriegesellschaften nimmt stetig zu. Immer mehr Menschen sind ihm nicht mehr gewachsen und reagieren mit psychischen Symptomen. Die Dänen gelten als das glücklichste Volk auf dieser Erde. Wenn es einen offensichtlichen und aus meiner Sicht entscheidenden Unterschied zu den deutschen Nachbarn gibt, dann der, dass der Konkurrenzdruck in Dänemark weitgehend fehlt: Schon im Kindergarten wird das *Ich bin besser als du* unterbunden und gilt als höchst unfein. Was zählt, ist die Leistung der Gruppe. Wer versucht, sich über die Gruppe zu stellen, erfährt Ablehnung und keine Bewunderung. Krankhafter Ehrgeiz wird so vermieden. Dänen sind in der Regel recht entspannt, freundlich und gelassen. Die Jagd nach Ehre und Ansehen, etwa auch durch akademische Titel, ist eher selten. Das Einkommen auch der weniger Qualifizierten ist relativ hoch. Das Gefühl der Unterlegenheit ist bei den Einzelnen nicht so ausgeprägt wie in einer Gesellschaft mit hohem Konkurrenzdruck.

Eltern, die selbst einem starken Konkurrenzdruck ausgesetzt waren und sind, geben unbewusst diesen Druck an ihre Kinder weiter. Früh wird die Botschaft vermittelt: *Du musst besser werden, du musst viel leisten, um zu genügen, du bist schon gut, aber es reicht noch nicht ...* Durch diese Forderungen, die zu inneren Antreibern werden, entsteht wie von selbst ein fataler Irrtum, dem in einer Leistungsgesellschaft fast alle Menschen verfallen: der Glaube, dass man sein Selbstwertgefühl erarbeiten kann. Die Folge ist, dass viele der Anerkennung unablässig hinterherjagen, aber unzufrieden bleiben.

Damit sich ein stabiles Selbstwertgefühl entwickelt, ist es wichtig, dass ein Kind das unbedingte Gefühl hat, dass es seinen Eltern genügt. Zunächst sind diese die Maßstäbe, an denen es sich orientiert, und das Vertrauen, das Eltern zu ihrem Kind haben, wird zum Selbstvertrauen des Kindes. Machen wir uns wieder bewusst, dass die frühen Erfahrungen bis zum sechsten Lebensjahr ausschlaggebend sind. Manchmal kommt die Anerkennung nämlich zu spät.

Die dritte Frage lautet: *Wurde ich mit genügend Liebe und Wärme versorgt oder bin ich zu kurz gekommen?* Das Grundbedürfnis eines jeden Menschen ist es, von seinen Eltern geliebt zu werden. Auch hier gibt es wieder die Erwartung, dies von beiden Eltern zu bekommen. Die Zusammenhänge sind offensichtlich: Wer nicht willkommen ist, kann schwerlich genügen oder mit ausreichend Liebe und Wärme versorgt werden. Wer den Eltern nicht genügen konnte, wird auch das Gefühl, zu kurz gekommen zu sein, in sich tragen. Es gibt allerdings auch die Situation, dass die Eltern selbst Schwierigkeiten mit Körperkontakt haben. Das Kind ist willkommen, aber man kann es nicht so berühren, wie man eigentlich möchte. Man hat etwa Angst vor Berührung, weil man dies selbst nie lustvoll erfahren durfte: *Meine Mutter ist immer zur Salzsäule erstarrt, wenn ich sie umarmen wollte.* Oder: *In unserer Familie waren Zärtlichkeiten tabu.* Oder: *Ich habe nie gesehen, dass meine Eltern sich mal umarmt hätten* ... Eventuell besteht eine unrealistische Angst vor Infektionen, die zu körperlicher Distanz führt; oder die Eltern waren beruflich stark engagiert und deswegen wenig anwesend. Vielfach wird dieser Mangel an Zuwendung und Aufmerksamkeit auch von den Eltern selbst wahrgenommen. Sie haben ein schlechtes Gewissen und versuchen z. B., die mangelnde Zuwendung durch Geschenke und materielle Überversorgung wiedergutzumachen. Ein Kind spürt die Schuldgefühle der Eltern, und das Gefühl, zu kurz zu kommen, wird verstärkt.

In der Industriegesellschaft leiden fast alle Menschen mehr oder weniger stark unter dem Gefühl, zu kurz gekommen zu sein. Es gibt immer Menschen, denen es scheinbar besser geht, die mehr geliebt werden, mehr besitzen, erfolgreicher sind, sich weniger anstrengen müssen usw. Doch wer die Menschen in den Fußgängerzonen aufmerksam beobachtet, wird die allgegenwärtige Unzufriedenheit und Verdrießlichkeit nicht übersehen können. Viele Menschen leiden an einem inneren Hunger, der sich anscheinend nicht stillen lässt.

Für das Selbstwertgefühl eines Menschen ist es entscheidend, dass er früh mit genügend Aufmerksamkeit, Wärme und Körperkontakt versorgt wurde. Für die künftige Liebesfähigkeit werden hier wichtige Weichen gestellt, insbesondere dafür, dass er die Liebe, die ihm geschenkt wird, integrieren kann.

Was ist Selbstwertanalyse?

Das Selbstwertgefühl wird von inneren Programmen bestimmt, die früh erworben wurden. Menschen sind natürlich keine Computer, aber jeder funktioniert nach bestimmten Mustern, die überdauern, die ihn ständig begleiten, die wie auf einer Festplatte programmiert wurden und sozusagen zu seinem »Betriebssystem« gehören. Mit Hilfe der Selbstwertanalyse werden schädliche Programme aufgespürt, die sogenannten »geheimen Programme«, damit sie bearbeitet werden können. Viele Menschen sind sich dieser »Schädlinge« nicht bewusst und versuchen, sie mit den falschen Mitteln, den »Gegenprogrammen«, zu beseitigen. Mit Hilfe der Selbstwertanalyse werden »neue Programme« gefunden, die zu einem unabhängigeren und glücklicheren Leben führen.

Zusammenfassung

Letztlich geht es in jeder Psychotherapie um diese drei Fragen: *Bin ich willkommen? Genüge ich? Werde ich mit genügend Liebe und Wärme versorgt?* Selbstverständlich werden sie auf versteckte und abgewandelte Weise gestellt. Man kann sagen, sie kommen in den unterschiedlichsten Verkleidungen daher. Mal ist es eine depressive Erkrankung, eine Angststörung, eine psychosomatische Störung, ein Burnout, ein Problem in der Partnerschaft, eine Suchterkrankung usw. Es sind die Fragen, die uns lebenslänglich begleiten und die wir immer wieder beantwortet haben wollen.

Der Stellenwert des Selbstwertgefühls im Leben eines Menschen kann nicht hoch genug eingeschätzt werden:
- Das Selbstwertgefühl begleitet einen Menschen lebenslänglich, man trägt es immer bei sich.
- Das Selbstwertgefühl entwickelt sich vornehmlich in den ersten sechs Lebensjahren.
- Es bleibt meist relativ konstant.
- Schwere seelische Verletzungen (Traumata) können das Selbstwertgefühl massiv beeinträchtigen und stören.
- Das Selbstwertgefühl ist maßgeblich am Gelingen unserer Vorhaben beteiligt.
- Es ist verantwortlich für unsere Selbstsicherheit.

- Ein gestörtes Selbstwertgefühl ist oft die eigentliche Ursache für psychische und psychosomatische Erkrankungen.
- Ein starkes Selbstwertgefühl trägt maßgeblich dazu bei, dass ein Mensch sich in seiner Haut wohlfühlt und dass er sich selbst akzeptieren kann, so wie er ist.
- Wahre Selbstliebe wird erst über ein starkes Selbstwertgefühl möglich.

Mit Hilfe der Selbstwertanalyse, die im Folgenden ausführlich beschrieben wird, werden nicht nur schädliche Programme erkannt, sondern auch neue Programme beschrieben, die zu einem positiven Selbstwertgefühl verhelfen.

Geheime Programme

Das geheime Programm *Ich bin nicht willkommen*

Die Selbstwertanalyse beginnt immer mit der Frage: *War ich willkommen?* Wer diese Frage mit Ja beantworten kann, hat in der Regel ein besseres Fundament für sein Selbstwertgefühl als der, der die Frage mit Nein beantworten muss.

Kinder werden von ihren Eltern »gespiegelt«. Damit ist gemeint, dass Eltern ihrem Kind bewusst und unbewusst ein Gefühl des Werts vermitteln. Wie Eltern zu ihrem Kind stehen, drückt sich nicht nur in gesprochenen Worten aus, sondern auch in Haltung, Gestik und Mimik. Eine positive Spiegelung geschieht in emotionaler Zuwendung: *Ich freue mich, dich zu sehen, ich bin gern mit dir zusammen, du bist mir wichtig…* Eine negative Spiegelung ist von negativen Emotionen begleitet: *Du bist eine Last für mich, ich bin enttäuscht von dir, du genügst nicht …* Diese Spiegelungen dringen tief in die Seele ein und werden zu dem, was wir hier das »geheime Programm« nennen. Menschen erinnern immer wieder zentrale Sätze, die in der Seele verankert sind und das Lebensgefühl bestimmen, Sätze wie: *Du warst nicht geplant, dich hätte es besser nie gegeben, du bist zu nichts nutze …* Selbst wenn solche Sätze aus einem Ärger heraus gesagt wurden und in diesem Moment nicht wirklich ernst gemeint waren, drücken sich so doch oft die wahren Haltungen und Gefühle aus, die ein Elternteil dem Kind gegenüber hat. Solche Sätze können großen Schaden anrichten.

Jeder Mensch will bei seinen Eltern willkommen sein, und zwar bei Mutter und Vater. Wer nur bei einem Elternteil willkommen war, wird immerfort dieses Defizit empfinden, dass da etwas gefehlt hat. Leider richtet sich der Blick der meisten Menschen auf das, was ihnen nicht gegeben wurde, auf das, was sie nicht bekommen konnten. Alles, was ihnen sonst geschenkt wurde, ist nicht von so großer Bedeutung. Im Fokus bleibt das Gefühl eines immerwährenden Defizits.

Viele Menschen leben mit dem Gefühl, nicht willkommen zu sein. Sie leiden lebenslänglich unter diesem Defizit und tragen das »geheime Programm« in sich: *Ich bin nicht willkommen*. Das Gefühl, nicht willkommen zu sein, kann mehr oder weniger stark sein. So können auch die Auswirkungen und schädlichen Folgen unterschiedlich sein.

Das geheime Programm *Ich bin nicht willkommen* zieht sich wie ein roter Faden durch das Leben. Es äußert sich bei den Betroffenen in der Weise, dass sie anderen Menschen gegenüber ein *grundsätzliches Misstrauen* haben. Das gilt auch für Partnerbeziehungen. Die Betroffenen können nicht glauben, dass sie gemocht und willkommen sind, nach dem Motto: *Es kann doch gar nicht sein, dass mein Gegenüber mich wirklich meint, ich kann nicht glauben, dass ich wirklich geliebt werde.* Immer wieder entdecken sie Indizien für eine Zurückweisung durch andere. Diese grundsätzliche Unsicherheit, die Menschen in sich spüren, wird häufig auch als fehlendes Urvertrauen bezeichnet. Nicht nur für jede engere Beziehung ist dieses Misstrauen zerstörerisch, wie das nachfolgende Beispiel[1] zeigt:

> »Ich fühle mich schuldig, weil es mich gibt«, so die Aussage von Frau A. Vor dem Hintergrund, dass sie nicht willkommen war, fühlte sie sich in den meisten Lebenslagen schuldig: Sie fühlte sich schuldig, dass sie ihren Eltern nicht genügen konnte, dass sie ihrem Kind nach dem Scheitern ihrer Partnerschaft keine gute Mutter sein konnte, dass sie im Beruf keine Karriere machen konnte. Mehrmals hatte sie versucht, sich umzubringen, da sie glaubte, dass es ihren Angehörigen besser gehen würde, wenn es sie nicht gäbe.

Manche Menschen können das innere Loch nicht füllen, können den Schmerz des Ungeliebtseins nicht beseitigen oder auflösen. Sosehr sich beispielsweise ein liebender Partner auch bemüht – er wird gegen Windmühlen ankämpfen. So müssen Missverständnisse, Konfusion und Leid entstehen. In der Psychotherapie ist die Rede vom *Wiederholungszwang*. Damit ist gemeint, dass Menschen ihr Drama wiederholen müssen: Das Problem, welches schon sehr früh im Leben existierte, zeigt sich mit anderen Schauspielern, auf einer anderen Bühne, in einer anderen Kulisse erneut. Mit traumwandlerischer Sicherheit findet das geheime Programm eine Reinszenierung.

Das geheime Programm *Ich bin nicht willkommen* verursacht *Verzweiflung und Wut*, eine Wut, die die Betroffenen zerstörerisch gegen sich selbst oder gegen andere richten. Oft ist es der Hintergrund für schwere psychische Störungen und Symptome. Zuerst ist hier die Borderline-Störung zu nennen, die weiter unten ausführlich besprochen wird. Aber auch Suchtkrankheiten, schwere Depressionen, Angststörungen und psychosomatische Erkrankungen sind die Folge. Leider gehören Menschen, die früh nicht willkommen waren, vermehrt zu denen, die sich im späteren Leben umbringen.

Da sich das Gefühl, nicht willkommen zu sein, wie ein roter Faden durch ihr Leben zieht, sich anscheinend immer wieder bestätigt, entsteht eine latente Suizidalität. *Wenn ich schon nicht willkommen bin, dann kann ich mich auch umbringen.*

Während einer Vortragsveranstaltung wurde ich von einem Zuhörer gefragt, woran man erkennen könne, ob man willkommen war? Die Erinnerung an diese frühe Zeit sei ja nicht möglich. Entscheidend ist hier die Betrachtung des gesamten Lebens: Kam es immer wieder zu Szenen der Zurückweisung? Spürt man, dass man sich in Gruppen unwohl und nicht zugehörig fühlt? Gibt es das typische Misstrauen, dass sich besonders dann einstellt, wenn man Zuwendung erfährt? Kann man spüren, willkommen zu sein, wenn andere sich darüber freuen, dass man da ist, oder entsteht in solchen Momenten Angst oder Wut, nach dem Motto: *Was wollen die eigentlich von mir?* Fehlt das Vertrauen darin, dass andere es gut mit einem selbst meinen? Werden Beziehungen immer wieder ungewollt zum Scheitern gebracht (man weiß im Vorhinein schon, dass es schiefgehen wird)? Muss man immer wieder für Streit und Unruhe sorgen? Kann man Nähe genießen, oder ist sie belastend und anstrengend? Existiert das dominante Gefühl, sowieso überflüssig und unerwünscht zu sein? Wir werden sehen, dass diese Menschen sich immer wieder in einem Kampf befinden. Sie glauben, um ihre Daseinsberechtigung kämpfen zu müssen.

Menschen, die dieses Programm in sich tragen, lenken die Aufmerksamkeit immer dahin, wo sie nicht willkommen sind. Hier suchen und finden sie Bestätigung für das, was sie kennen. Mit ihrem Misstrauen bringen sie nicht selten andere tatsächlich gegen sich auf. Bei der Partnerwahl suchen und finden sie häufig Partner, bei denen sie nicht wirklich willkommen sind. Partner, bei denen dies anders wäre, bei denen sie willkommen sind, kommen für eine tiefere Bindung nicht in Frage.

Das geheime Programm *Ich genüge nicht*

Die nächste bange Frage, die sich früh im Leben stellt, ist die Frage nach der Wertschätzung: Genügt ein Kind seinen Eltern? Wenn es nicht willkommen ist, kann es schwerlich den Eltern genügen. Aber es gibt Kinder, die willkommen waren, jedoch den Erwartungen der Eltern nicht entsprechen. Es entwickelt sich das geheime Programm *Ich genüge nicht*. Dieses Programm tragen Millionen Menschen in unterschiedlicher Stärke und Ausprägung in sich.

Schon kleine Kinder strengen sich sehr an, um von den Eltern eine positive Spiegelung zu erhalten. Sie wollen willkommen sein und sich gut und in Ordnung fühlen. Intuitiv wird von Kindern erfasst, wie ihre Eltern sie bewerten. Dazu gehört auch, wie diese zum Aussehen des Kindes stehen. Hübsche Kinder erhalten wesentlich mehr Zuwendung als weniger attraktive. Die meisten Eltern wollen stolz sein auf ihr Kind. Wenn es den Erwartungen nicht entspricht, verursacht dies bei ihm eine innere Verletzung, eine seelische Wunde. Das Kind fühlt sich abgewertet und man spricht von einer narzisstischen Kränkung. »Narzissmus« ist der Begriff für Selbstliebe, die aufgrund solcher Verletzungen Schaden nehmen kann. Nicht Selbstsicherheit und Zufriedenheit, sondern latente Verzweiflung, Schmerz und Wut bestimmen dann die innere Welt. Diese Gefühle werden sozusagen in das erwachsene Leben mitgenommen. Das geheime Programm *Ich genüge nicht* ist, wenn es früh erworben wurde, lebensbestimmend. Insbesondere verursacht es Selbstunsicherheit, die sich auch dann einstellt, wenn irgendeine Tätigkeit gut gelungen ist. Unweigerlich entsteht im Innern die Frage: *War das gut genug, hätte das nicht noch besser sein können, müsste ich nicht noch mehr tun, wie kann ich das alles noch toppen?* Erfolge können nicht genossen werden, da sich dann sofort das geheime Programm *Ich genüge nicht* wieder meldet. Auch diese Menschen geraten in einen Kampf, der um das Genügen geführt wird.

Das latente Gefühl, nicht zu genügen, verursacht auch Angst. Viele Ängste und auch Angststörungen haben in diesem Programm ihren Ursprung.

> Herr G. hat mit großer Energie eine Bilderbuchkarriere gemacht. Seine Verkaufszahlen sind fast immer die besten. Doch jeden Morgen wacht er mit großen Ängsten auf, die ihn zu weiteren Höchstleistungen treiben. Die Angst, nicht zu genügen, begleitet ihn bei allem, was er tut. Es ist nur eine Frage der Zeit, bis er sich selbst in ein Burnout getrieben hat. Wenn dies dann der Fall ist, hat sich das geheime Programm *Ich genüge nicht* wieder, für alle sichtbar, installiert.

Fast immer ist eine Störung des Selbstwertgefühls für Angststörungen verantwortlich. Viele soziale Ängste entstehen vor diesem Hintergrund. Das geheime Programm *Ich genüge nicht* führt eventuell auch in die Isolation, weil man sich im Kontakt mit anderen unwohl fühlt, oder es führt dazu, dass man Konflikten ausweicht. Dies wird weiter unten ausführlich beschrieben. Die betroffenen Menschen werden mutlos, weil sie keine Lösung für ihre Minderwertigkeitsgefühle finden können. Schließlich werden sie die Wut gegen sich selbst richten, was unweigerlich depressive Gefühle zur Folge haben muss.

Diese Menschen führen unablässig mit sich selbst innere destruktive Selbstgespräche. Besonders schädlich ist dabei jede Form der Selbstabwertung. Die Tendenz, sich selbst abzuwerten, ist eine Folge des geheimen Programms *Ich genüge nicht*. Wer sich selbst abwertet, verursacht unweigerlich schlechte Gefühle, die sich auch körperlich bemerkbar machen. Er richtet Wut gegen sich selbst, was letztlich das geheime Programm verstärkt – ein Teufelskreis.

Wer gar nicht erst willkommen war, wird schwerlich den Eltern genügen können. Im Gegenteil: Selbst wenn er Erfolg hat, werden Eltern, die seine Existenz ablehnen, seinen Erfolg nicht würdigen können. Geheime Programme verstärken sich gegenseitig.

Das geheime Programm *Ich bin nicht satt geworden / Ich bin zu kurz gekommen*

Die dritte wichtige Frage lautete: Werde ich genügend geliebt? Das Bedürfnis nach körperlicher Nähe, gestreichelt werden, sich wohlfühlen, in der Nähe der Eltern sein, ist die Basis für ein starkes Selbstwertgefühl. Vermittelt wird die Botschaft: *Du bist ein geliebter Mensch.* Wir erkennen auch hier, dass die zentralen Fragen zusammengehören. Allerdings gibt es Menschen, die sagen: *Ich war zwar bei meinen Eltern willkommen und sie haben mir das Gefühl vermittelt, dass ich ihnen genüge, aber meine Mutter oder mein Vater konnten mich nicht in den Arm nehmen.*

Schon kleine Kinder beobachten neidisch, wie andere von ihren Müttern oder Vätern viel intensiver mit Liebe, Wärme und körperlicher Nähe versorgt werden. *Bei meiner Freundin herrschte ein ganz anderes Klima in der Familie, man war viel herzlicher, fröhlicher und wärmer im Umgang miteinander.* Eine weitere häufige Ursache für das Problem des sich nicht geliebt Fühlens ist der Neid unter Geschwistern. Die Betroffenen mussten erleben, dass der Bruder oder die Schwester vorgezogen wurde, weil er oder sie das Lieblingskind eines Elternteils war.

So verursacht das Gefühl, zu kurz gekommen zu sein, vor allem Neid. Unweigerlich richtet sich der Blick auf die, denen es vermeintlich besser geht, und automatisch richtet sich der Blick darauf, wo man zu kurz kommt. Es bleibt eine ständige Unzufriedenheit, ein Hunger nach Zuneigung, Anerkennung, materieller Befriedigung und Erfolg.

Am besten versteht man diese »Leere« im Vergleich: Es ist wie ein inneres Vakuum, es lässt sich nicht füllen, egal was man versucht.

Auch dieses geheime Programm ist eine Quelle für innere Wut, die die Betroffenen letztlich gegen sich selbst richten müssen. Wie wir sehen werden, versuchen sie, die innere Verzweiflung mit untauglichen Mitteln zu bearbeiten, wodurch sich die Probleme jedoch verstärken. Das geheime Programm wird überall mitgenommen; wohin man auch geht, es ist schon da. Auch wenn vielleicht eine Zeit lang der Eindruck besteht, dass es überwunden ist, wird es sich auf Dauer wieder umso heftiger bemerkbar machen. Letztlich ist auch dieses geheime Programm für psychische und körperliche Symptome verantwortlich.

Viele Menschen sind sich über die wahre Ursache ihrer Unzufriedenheit nicht im Klaren. Jeder findet immerzu Gründe für vermeintlich berechtigte Unzufriedenheit. Man macht sie an äußeren Umständen fest. Oft ist jedoch zu beobachten, dass, wenn eine Ursache beseitigt ist, eine neue Unzufriedenheit entsteht. Die tieferen Gründe liegen in dem früh verinnerlichten Programm *Ich bin zu kurz gekommen*. Dieses bestimmt das Lebensgefühl viel stärker als vermutet. Leicht geraten diese Menschen in eine Verstimmung oder sind sogar dauerhaft verstimmt. Ihr Grundgefühl ist von Wut bestimmt. Das Augenmerk richtet sich darauf, wo andere es leichter haben, wo Ungerechtigkeiten entstehen, wo andere vorgezogen werden, bessere Beziehungen haben, schöner, reicher, klüger sind … Die Liste ließe sich weiter fortschreiben. Dabei wird der eigene »Reichtum« nicht gesehen, so als gäbe es ihn nicht. Das Problem wird nicht kleiner, wenn der Wohlstand wächst, im Gegenteil: Wie bei einem Trichter, der nach oben offen ist, wachsen die Ansprüche, da auch die Gier größer wird.

Natürlich ist die Konsumgesellschaft auf immer mehr Artikel und neue Entwicklungen ausgelegt. Eine wirkliche Zufriedenheit darf es nicht geben, denn dann wird der Konsum zurückgehen und damit das Wirtschaftswachstum. Mit etwas Abstand ist zu erkennen, dass die Industriekultur krank ist, denn sie führt die Welt in Klimakatastrophen und verbraucht die Ressourcen rücksichtslos zu Lasten späterer Generationen. Niemand ist in der Lage, diese Entwicklung zu stoppen. Der Grad der Unzufriedenheit ist sehr unterschiedlich. In der Psychoanalyse wird dies als »orale« Problematik bezeichnet. »Oral« ist eigentlich die Bezeichnung für: »sich etwas in den Mund stecken«. Gemeint ist jedoch alles, was man haben und konsumieren will. Unter einem oralen Problem versteht man genau das oben Beschriebene, nämlich, dass man nicht satt wird, egal, was man sich nimmt, erarbeitet oder geschenkt bekommt.

Weitere geheime Programme

Das geheime Programm *Ich bin wertlos*
Mit den oben beschriebenen negativen Programmen sind immer Gefühle der Wertlosigkeit verbunden.

Das geheime Programm *Ich bin wertlos* findet sich verstärkt bei Menschen, die Misshandlungen erleben mussten. Ein Kind wird misshandelt, wenn jemand seine innere Wut und seinen Frust an ihm abreagiert und es schlägt. Eigentlich spürt ein Kind sehr genau, ob es Strafe verdient hat oder ob sich jemand an ihm abreagiert. Wenn ihm immer wieder eingeredet wird, dass es schlecht sei, wird es der eigenen Wahrnehmung nicht mehr trauen können. Besonders schädlich sind Misshandlungen, wenn nahestehende Personen, Vater oder Mutter, die Täter sind. Natürlich können Misshandlungen auch mit Worten stattfinden.

Patienten mit einer Borderline-Störung tragen das Programm *Ich bin wertlos* in sich. Dies macht einen großen Teil ihrer Schwierigkeiten aus. Tiefe Wertlosigkeit fühlen auch die meisten Menschen, die sexuell missbraucht wurden, Opfer von Vergewaltigungen oder Gewalttaten wurden.

Die Folgen dieses Programms sind immer schwerwiegend. Besonders wenn Menschen aufhören, aktiv zu sein, oder wenn sie eigentlich entspannen könnten, stellen sich belastende innere Zustände ein, die beispielsweise von Unruhe, Aggressionen, depressiven Gefühlen und innerer Leere bestimmt sind.

Das geheime Programm *Ich bin ein Verlierer*
Dieses geheime Programm findet sich fast immer bei Spielsüchtigen. Meist wurde ihnen von einem Elternteil früh vermittelt, dass sie Verlierer seien. Gefühle der Wertlosigkeit versuchen sie mit Hilfe von Glücksspie-

len zu kompensieren. Letztlich bestätigt sich das geheime Programm immer wieder, denn wer spielsüchtig ist, freut sich, wenn er am Spielautomaten gewinnt, weil er dann länger spielen kann. Wenn er die Spielhalle schließlich verlässt, fühlt er sich wie der Verlierer per se, weil er alles verspielt hat.

Das geheime Programm *Ich bin das schwarze Schaf*
Es gibt sie, die Pechvögel, die, die aus dem Rahmen fallen, die hinter den anderen in der Familie zurückbleiben und früh dieses Etikett bekommen: *Du bist unser schwarzes Schaf.* Die Macht dieses Programms (in diesem Fall ist es nicht geheim) ist immer lebensbestimmend.

Die Betroffenen realisieren meist nicht, dass sie unbewusst dafür sorgen, dass dieses Programm sich immer wieder bestätigt. Sie wollen dieses Etikett auf direkte Weise zum Verschwinden bringen. Sie gehen beispielsweise riskante, manchmal illegale Geschäfte ein und suchen so unrealistische Lösungen für ihre Probleme. Wenn sie damit scheitern, hat sich ihr geheimes Programm wieder bestätigt. Viele finden sich resigniert mit dieser Rolle ab, weil sie kein Entkommen sehen.

Das geheime Programm *Ich habe kein Recht auf meine Meinung*
Viele Kinder werden mit psychischer oder physischer Gewalt daran gehindert, ihre Meinung zu äußern. Früh müssen sie sich dominanten Erziehungspersonen und deren Prinzipien und Meinungen unterwerfen. Auch im weiteren Erziehungsprozess wird ihnen nicht erlaubt, selbstständig zu denken. Dieses Programm findet sich verstärkt bei Menschen mit einer abhängigen Persönlichkeitsstruktur. Sie können keine eigenen Entscheidungen treffen, glauben, andere immer fragen zu müssen, und sind fortwährend selbstunsicher. Wenn das eigenständige Denken ständig unterbunden wurde, entsteht Angst vor selbstständigem Denken.

Das geheime Programm *Ich habe kein Recht auf meine Gefühle*
Ähnlich wie die Unterdrückung der eigenen Meinung können auch Gefühle blockiert werden. Eltern versuchen, unerwünschte Gefühle ihrer Kinder zu verhindern. Wer kein Recht auf seine Meinung hat, hat auch kein Recht auf seine Gefühle.

Mitunter sind die Eltern auch Modell für den Umgang mit Gefühlen: *Mein Vater konnte nie Gefühle zeigen, oder meine Mutter hat sich nie geärgert.* Werden bestimmte Gefühle nicht gezeigt, ist die Rede von *Gefühlsblockaden.* Wohl am häufigsten werden Ärgergefühle blockiert. Statt über Dinge zu reden, die belasten, stören und quälen, werden sie »hinuntergeschluckt«. Auch Trauer wird nicht gezeigt. Man gibt sich überlegen und unverletzlich und überspielt die schmerzhaften Gefühle.[2]

Gefühle werden aus Angst, nicht zu genügen, verborgen: Man könnte etwas Falsches von sich preisgeben, oder man könnte sich wegen seiner Gefühle blamieren.

Das geheime Programm: *Ich bin arm*
Menschen, die dieses Programm in sich tragen, haben dies als Kinder wahrscheinlich immer wieder von den Eltern oder auch von Außenstehenden vermittelt bekommen: *Wir sind arm!* Mitunter erscheint es kurios, was dieses Programm anrichten kann. Meist bleiben diese Menschen tatsächlich arm, oder wenn es ihnen gelingt, viel Geld anzuhäufen, können sie sich selbst und anderen nichts gönnen, weil sie geizig sind. Mit etwas Abstand betrachtet, ist auch der Geizige arm. Er kann sich nicht wirklich freuen, da er hinter jeder Ecke jemanden vermutet, der ihm sein Geld stehlen will. Wer mit sich selber geizig ist, installiert das Programm *Ich bin arm*.

> Herr G. hörte während der Kindheit immer wieder die Klage der Mutter, dass die Familie arm sei. Tatsächlich war das Einkommen unterdurchschnittlich und die Mutter musste immer rechnen, um die Familie durchzubringen. Im Vergleich zu den Spielkameraden fühlte sich Herr G. als »zu kurz gekommen«. Später, als er älter wurde, versuchte er mit großem Arbeitseinsatz, viel Geld zu verdienen, was ihm auch gelang. Leider gab er immer alles sehr schnell aus, so dass er sein geheimes Programm immer wieder selbst installierte. Schließlich war seine Verschuldung so hoch, dass er Privatinsolvenz anmelden musste. Herr G. hatte nie gelernt, planvoll mit Geld umzugehen.

Das geheime Programm *Ich bin schuldig*
Das Erzeugen von Schuldgefühlen ist ein verbreitetes Erziehungsmittel, um Kinder zu angepasstem Verhalten zu zwingen. Die Methoden sind vielfältig, z. B.: *Meine Mutter hat tagelang nicht mehr mit mir gesprochen, bis ich mein »Unrecht« eingesehen habe.*

Entwicklungspsychologen haben erkannt, dass kleine Kinder vieles, was in der Familie schiefläuft, auf die eigene Person beziehen. Wenn beispielsweise der Vater die Familie verlässt, dann fühlt sich ein Kind schuldig und wertlos. Es glaubt: *Wenn ich lieber gewesen wäre, dann hätte er das nicht getan. Wenn er mich mehr lieben würde, dann wäre er bei uns geblieben.* Bei realistischer Betrachtung hat das Kind natürlich überhaupt nichts mit dem Fortgang des Vaters zu tun, denn das Problem liegt immer in der Partnerbeziehung. Zu einer solchen Differenzierung ist ein kleines Kind jedoch nicht in der Lage. Der Verlust ist extrem schmerzhaft, und eine Methode, damit zurechtzukommen, ist, sich selbst die Schuld zu geben. Der übergroße Vater kann nicht schuld sein. Um ein ideales Bild von ihm zu behalten, wird die eigene Person abgewertet.

Das geheime Programm *Ich bin schuldig* wird in das erwachsene Leben mitgenommen und verursacht etwa ständige Schuldgefühle, und/oder die Betroffenen lassen sich leicht mit Schuldgefühlen manipulieren. Bei der Beschreibung der abhängigen Persönlichkeit, die ich weiter unten vornehmen werde, wird dieses Problem genauer untersucht.

Das geheime Programm *Ich will Kind bleiben*

Unendlich viele Menschen tragen das geheime Programm *Ich will Kind bleiben* in sich. Ihnen ist nicht bewusst, welchen Preis sie dafür zahlen. Die körperliche Entwicklung ist fortgeschritten, aber emotional sind sie auf einer viel früheren Stufe stehen geblieben. Wer als Kind Verwöhnung erleben musste, trägt in aller Regel dieses Programm mehr oder weniger stark in sich. Die Folgen sind mitunter extrem. Typische Kennzeichen sind:
- dass immer wieder versucht wird, Probleme mit Trotz zu lösen;
- dass Partner unweigerlich in eine väterliche oder mütterliche Rolle gebracht werden;
- dass die Betroffenen meist nicht wissen, was sie wirklich wollen (sie wissen immer nur, was sie nicht wollen);
- dass der feste Glaube vorherrscht, dass die Lösung persönlicher Probleme immer von außen kommen muss (erlernte Hilflosigkeit);
- die Angst vor dem Alleinsein;
- Bedürfnisse müssen immer sofort befriedigt werden;
- egoistisches Verhalten.

Wenn ich in Therapiegruppen über dieses geheime Programm rede, können einige Patientinnen und Patienten spontan sagen, dass sie es in sich tragen. Sie wissen, dass sie eigentlich nicht erwachsen werden wollen, sich viel zu häufig vor Verantwortung drücken, Konflikten lieber ausweichen usw. Anderen fällt es schwer, sich einzugestehen, dass dieses geheime Programm in ihnen existiert. Sie fühlen sich gekränkt, sie wollen doch kein Kind sein! Hier ist zu sagen, dass die Bearbeitung geheimer Programme nur dann zum Erfolg führen kann, wenn wir uns selbst gegenüber ehrlich werden.

Das geheime Programm *Ich will Kind bleiben* ist meist die Folge einer Verwöhnung während der Kindheit. Wie schädlich Verwöhnung ist, habe ich in einigen meiner Bücher beschrieben.[3] Wer verwöhnt wurde, ist immer Opfer dieser Erziehung. Oft wird die Person, die verwöhnte, idealisiert, und viel zu wenig wird realisiert, wie sehr gerade sie zu Schwierigkeiten und Leid beigetragen hat. Nicht selten ist Verwöhnung maßgeblich an der Entwicklung einer Suchtkrankheit beteiligt.

Besonders nachteilig wirkt das geheime Programm *Ich will Kind bleiben* in engen Beziehungen. Unbewusst wird erwartet, dass andere für das eigene Wohlergehen zuständig sind.

Zusammenfassung

Die Verletzungen und Kränkungen, die wir während der Kindheit erlitten haben, wirken weiter in unserem Unbewussten. Sie manifestieren sich in Form geheimer Programme, gegen die wir mit aller Macht anrennen.

Die oben beschriebenen geheimen Programme finden sich bei vielen Menschen. Natürlich ist die Liste nicht vollständig. Weitere destruktive Programme finden sich bei der Beschreibung der unterschiedlichen Persönlichkeitstypen im zweiten Teil des Buches.

Geheime Programme verursachen psychische Störungen. Die Beziehung, die Menschen zu sich selbst und zu ihren Mitmenschen haben, ist beeinträchtigt. Die geheimen Programme blockieren Selbstakzeptanz und Selbstliebe.

Geheime Programme
- wurden meist früh im Leben erworben,
- haben die Eigenschaft, sich immer wieder zu bestätigen,
- bestimmen das Lebensgefühl maßgeblich,
- bilden ein festes Glaubenssystem, das ein Mensch von sich selbst hat,
- können positiv oder negativ sein,
- verursachen innere Wut,

- machen körperlich krank und verursachen psychische Störungen, z. B. Angststörungen, Depressionen, Zwangsstörungen, Suchtkrankheiten, Burnout,
- sind fest in der Persönlichkeit verankert (sind wie bei einem Computer im »Betriebssystem« installiert),
- schreien nach Auflösung.

Gegenprogramme

Wir schämen uns unserer Schwächen und Fehler, und das ist menschlich. Wenn man genauer hinschaut, muss man jedoch zugeben, dass die geheimen Programme die Hintergründe für so vieles sind. Ein gestörtes Selbstwertgefühl kann Menschen in Abgründe führen. Viele Schwierigkeiten gehen auf das Konto der inneren Programme. Dazu gehören z. B. Neid, Eifersucht, Betrug, Minderwertigkeitsgefühle und in der Folge psychische Störungen und psychosomatische Krankheiten.

Im Grunde muss sich niemand verstecken, denn wir sind unschuldig zu unseren geheimen Programmen gekommen. Sie gehören zu unserem Schicksal. So wie es Zufall ist, in welche Familie wir hineingeboren wurden, ist es zunächst unabänderlich, ob wir da willkommen waren oder nicht.

Negative geheime Programme verursachen dauerhaften seelischen Schmerz; sie sind immer präsent, begleiten den Menschen und führen zu wiederkehrenden Schwierigkeiten. Darum ist es nur zu verständlich, dass man die geheimen Programme loswerden will. Not macht erfinderisch und so sind die Versuche, die geheimen Programme zu löschen, extrem vielfältig. Wie wir sehen werden, sind die allermeisten Versuche, die Programme zu beseitigen, ohne wirklichen Erfolg.

Um den inneren Schmerz, um der inneren Wut zu entgehen, entwickeln Menschen »Gegenprogramme«. Darunter verstehe ich alle Aktivitäten, die jemand unternimmt, um sein geheimes Programm zu löschen. Wer das Programm *Ich genüge nicht* in sich trägt, wird z. B. versuchen, mit Leistung zu überzeugen. Leider lassen sich jedoch die früh verinnerlichten Programme durch Erfolg nicht auflösen. Hier entstehen typische Teufelskreise. *Wenn ich noch mehr leiste, wenn ich noch mehr Erfolg habe, dann wird es mir besser gehen, weil ich dann genüge!* So oder so ähnlich denken viele, ohne zu realisieren, dass das geheime Programm sich nicht löschen lässt. Sie sind verzweifelt, verausgaben sich und suchen eventuell neue Gegenprogramme.

Viele Menschen stecken in solchen Teufelskreisen, und man muss sich fragen, wie sie dies aushalten. Die geheimen Programme verursachen psychisches Leid. Die Betroffenen finden die Türe nicht, durch die sie gehen müssten. Jedenfalls muss man Respekt haben davor, dass so viel Leid ertragen wurde.

Typische Gegenprogramme sind:
- Leistung/Erfolgssucht,
- die Sucht nach Anerkennung,
- Perfektionismus,
- Helfen,
- sich hinter einer Maske verstecken,
- Anpassung/Überanpassung.

Diese Liste, zu der etwa noch die Gegenprogramme *Trotz, Konsum/Kaufsucht, Essen, Alkohol/Drogen/Psychopharmaka* und *Schönheitswahn* gehören, ist nicht vollständig, denn Menschen sind erfinderisch, wenn es um die Installation von Gegenprogrammen geht. Das Verführerische an den Gegenprogrammen ist, dass sie scheinbar helfen. Wer beispielsweise auf ein Ziel hinarbeitet, glaubt, dass seine Minderwertigkeitsgefühle überwunden sind, wenn er etwa die Prüfung bestanden hat. Am Ziel angelangt, meldet sich das geheime Programm *Ich genüge nicht* jedoch verstärkt: *Es hätte noch besser sein können; ich müsste noch mehr erreichen; es genügt noch nicht …* Man freut sich über den Erfolg, doch ist die Freude nur kurz: Das geheime Programm wird erneut zum Antreiber. Wer dagegen ein stabiles Selbstwertgefühl hat, kann Erfolge genießen. Sein grundsätzliches Gefühl *Ich bin okay* ist die Basis für Zufriedenheit und Selbstsicherheit.

Das Gegenprogramm *Leistung/Erfolgssucht*

Leistung ist in unserer Gesellschaft das Gegenprogramm zu verschiedenen geheimen Programmen. Wer nicht willkommen war, will seine Daseinsberechtigung förmlich erarbeiten. Er wird jedoch erleben müssen, dass das nicht möglich ist. Wer nicht satt geworden ist, will mit Leistung das innere Vakuum füllen. Wer nicht genügen konnte, will mit besonderen Leistungen beweisen, dass er genügt. Korrigierende Erfahrungen helfen den meisten Menschen nicht wirklich, denn die geheimen Programme sind dagegen resistent.

Eine korrigierende Erfahrung wäre zum Beispiel, wenn ein Mensch trotz anfänglicher Zweifel eine Ausbildung abgeschlossen hat. Die Wahrscheinlichkeit, dass die Selbstzweifel bleiben, ist sehr groß, auch wenn sie, von außen betrachtet, jetzt eigentlich verschwunden sein müssten, da es dazu jetzt keinen Grund mehr gibt. Diesem Irrtum erliegen auch viele Pädagogen, Psychologen und Erzieherinnen. Doch die Bemühungen, ihren Schützlingen Erfolgserlebnisse zu vermitteln, sind zum Scheitern verurteilt, wenn sich an den geheimen Programmen nichts ändert.

Die destruktiven geheimen Programme sind mächtige »Antreiber«, die manche Menschen zu Höchstleistungen animieren. Erfolg kann sehr gefährlich werden, weil er das geheime Programm *(Ich genüge nicht)* sozusagen an die Oberfläche bringt. Wer seinen Erfolg nicht genießen kann, greift jetzt eventuell zu künstlichen Glücksbringern, zu Drogen oder Alkohol.

Viele erfolgreiche Menschen verfügen nur über ein sehr brüchiges Selbstwertgefühl. Sie sind voller Selbstzweifel und nicht in der Lage, ihre Erfolge zu genießen. Gerade im Fall des Erfolges stellt sich das geheime Programm wieder ein: *Ich genüge nicht, es müsste noch mehr oder noch besser sein.* Es scheint wie verhext – man ist von der Illusion getrieben, dass sich das Gefühl zu genügen einstellt, wenn man den Erfolg endlich verbuchen kann. Dabei ist es gerade umgekehrt: Auf dem Zenit angekommen, erleben viele Menschen eine herbe Enttäuschung. Das alte Programm meldet sich wieder mit verstärkter Energie und wird erneut zum Antreiber. Wer dagegen über ein stabiles Selbstwertgefühl verfügt, kann Erfolge genießen. Sein grundsätzliches Gefühl *Ich bin okay* ist die Basis für Zufriedenheit und Selbstsicherheit. Übrigens: Menschen mit einem solchen stabilen Selbstwertgefühl werden oft bekämpft, da sie so unverletzlich wirken, was bei anderen oft Wut auslöst.

> Die berühmte Schauspielerin Jane Fonda erhielt vier Oskars und sechs Golden Globes. Ihre großartigen internationalen Erfolge verhalfen ihr dennoch nicht zu einem verbesserten Selbstwertgefühl. Ihr Vater, der Schauspieler Henry Fonda, war mit ihr, als sie ein kleines Mädchen war, nie zufrieden, sondern trieb sie immer weiter zu Höchstleistungen an. Das früh erworbene Programm *Ich genüge nicht* führte sie in ständige Selbstzweifel, trotz der enormen Erfolge. Kürzlich sprach sie in einem Interview darüber.

Das Gegenprogramm *Sucht nach Anerkennung*

Viele sind süchtig nach Lob und Anerkennung. Sie versuchen, das Gefühl zu genügen darüber herzustellen, dass sie anderen genügen. So machen sie sich abhängig von der Bewertung anderer. Unweigerlich geraten sie in einen Teufelskreis. Da sich ihr inneres Problem, nicht zu genügen, so nicht auflösen lässt, glauben sie, immer mehr Lob und Anerkennung zu brauchen. Die zwangsläufige Folge ist ein abhängiges Selbstwertgefühl. Ständig fühlen sich die Betroffenen der Bewertung durch andere ausgeliefert. Immer bleibt die Angst, nicht zu genügen. Oft versuchen sie, die Dinge möglichst perfekt zu erledigen, damit sie von Kritik verschont bleiben. Kritik trifft diese Menschen tief, da sie sich immer als ganze Person abgewertet fühlen. Meist lassen sie sich ausbeuten bzw. beuten sich selbst aus. Viele überfordern sich, werden arbeitssüchtig, entwickeln psychosomatische Beschwerden oder Krankheiten und erleiden schließlich ein Burnout.

In einer Leistungsgesellschaft sind es Erfolg, Karriere und Wohlstand, die zu einem starken Selbstwertgefühl verhelfen sollen. Wer viel leistet, gilt als wertvoll, wer nichts leistet oder nichts leisten kann, ist wertlos. Dabei haben australische Forscher nachgewiesen, dass ein Karrieresprung nicht glücklicher macht. Die Freude über die Beförderung währt in der Regel nicht sehr lange. Auch wenn das Einkommen gestiegen ist und die bessere Position gesellschaftliche Anerkennung bedeutet, wird dies mit einem Mehr an Stress, verstärktem Arbeitseinsatz, etwa durch Überstunden usw., bezahlt. Wer sich der Karriere opfert, keine Zeit mehr für sich und seine Familie hat, verliert meist viel mehr, als er gewinnt.

Selbstverständlich sind viele auch mit Recht stolz auf ihre Leistungen und können ihre Erfolge genießen. Die Freude an den eigenen Fähigkeiten und Leistungen ist ein Hinweis auf ein gesundes Selbstwertgefühl. Die Unfähigkeit, eigene Erfolge zu feiern, ist dagegen ein Hinweis auf ein gestörtes Selbstwertgefühl.

Das Gegenprogramm *Helfen*

Wer das innere Programm *Ich bin nicht willkommen* in sich trägt, versucht dies oft mit Helfen zu kompensieren. Nach dem Motto: *Wenn ich anderen helfe, wenn ich für sie wichtig bin, dann bin ich willkommen.* Auch hier ist zu erkennen, dass Helfen keine wirkliche Lösung für das innere Problem ist. Diese Menschen geraten in ein typisches Helfersyndrom. Auch sie lassen sich ausbeuten bzw. beuten sich selbst aus, ohne das Gefühl, willkommen zu sein, wirklich erleben zu können. Selbst wenn andere sich für ihre Hilfe dankbar zeigen, wenn die Hilfe von großem Wert ist, können sie daraus keine wirkliche Freude schöpfen. Das geheime Programm *Ich bin nicht willkommen* oder *Ich bin wertlos* will sich nicht löschen lassen, weil es zutiefst verinnerlicht und somit stärker ist. Ihr Misstrauen, das Gefühl, Dankbarkeit und Zuneigung nicht verdient zu haben, bleibt. Lediglich der Drang zu helfen wird verstärkt.

Das Gegenprogramm *Anpassung/Überanpassung*

Ein typisches Gegenprogramm ist Anpassung. Jeder muss sich in gewisser Weise an seine Umwelt anpassen. Wenn aber der eigene Wille früh gebrochen wurde, neigen Menschen zur Überanpassung. Man genügt den Erwartungen nur, wenn man sich anpasst. So besteht auch die Angst: *Wenn ich mich nicht anpasse, werde ich abgelehnt; wenn ich meine Meinung äußere, mag man mich nicht mehr; wenn ich sage, was ich denke, könnte ich jemanden verletzen ...*
Diese früh erworbenen Verhaltensmuster lassen sich manchmal nur schwer auflösen.

Das Gegenprogramm *Sich hinter einer Maske verstecken*

Ein weitverbreitetes Gegenprogramm ist, sich hinter einer Maske zu verstecken. Schon Kinder lernen dies früh. Sie wollen perfekt sein, sich stark und unangreifbar zeigen, und so verbergen sie ihre wahren Gefühle. In einer Gesellschaft, wo nur die Starken oben stehen, wird dieses Verhalten zwangsläufig gefördert. Man darf keine Schwäche zeigen und keine Fehler haben – ein Grund möglicherweise dafür, dass es schwerfällt, sich mit den eigenen geheimen Programmen auseinanderzusetzen. Wir verstecken unsere Unzulänglichkeiten, wir haben Angst, uns klein und schwach zu zeigen. Daher möchten wir mit den geheimen Programmen nichts zu tun haben. Wir versuchen, sie uns nicht anmerken zu lassen. Jeder trägt eine Maske, hinter der er seine Angst verbirgt: die Angst, entdeckt zu werden, nicht zu genügen, klein und fehlerhaft zu sein.

Dass wir uns hin und wieder hinter einer Maske verstecken, ist ein normaler Vorgang. Die Frage ist, wie authentisch ein Mensch sich geben darf. Viele haben es nicht nötig, anderen etwas vorzuspielen, sie wirken natürlich und echt – ein Zeichen für ein gesundes Selbstwertgefühl. Bei anderen gehört die Maske zur Person, sie wirken merkwürdig unecht. In diesen Fällen spricht man von einer narzisstischen Störung, darauf wird weiter unten ausführlich eingegangen.

Weitere Gegenprogramme

Das Gegenprogramm *Trotz*

Trotz ist ein Gegenprogramm und eigentlich ein Relikt aus der Kindheit. Ein Erwachsener sollte Trotz überwunden haben.

Trotz kann extreme Ausmaße annehmen und selbstzerstörerisch sein, insbesondere bei Menschen, die das geheime Programm *Ich bin nicht willkommen* in sich tragen. Sie haben oft die Erfahrung machen müssen, dass alle Anstrengungen, sich willkommen zu fühlen, nicht erfolgreich waren. Ihre Wut darüber ist nicht selten zerstörerisch; sie richtet sich gegen alles und jeden. Dieses Problem findet sich verstärkt bei Menschen, die eine Borderline-Störung, eine narzisstische Störung oder eine histrionische Störung haben. Diese werden weiter unten beschrieben.

Das Gegenprogramm *Konsum/Kaufsucht*

Wie sehr jeder von windigen Werbeinstrumenten beeinflusst wird, ist den meisten gar nicht bewusst. Konsum ist ein weitverbreitetes Gegenprogramm zu *Ich bin nicht satt geworden*. Shoppen ist für viele *das* Mittel gegen Frust und Langeweile. Sie verschaffen sich eine kurzfristige Erleichterung, die sie bald wiederholen müssen. Die leichte Verfügbarkeit von Geld mit Hilfe von Kreditkarten und das bequeme Online-Shoppen führen viele in die Überschuldung und in die Kaufsucht.

Shoppen ist die Religion der Leistungs- und Kommunikationsgesellschaft. Lenin formulierte:»Die Religion ist das Opium für das Volk.« Unabweisbar ist Shoppen das neue Opium geworden. Der Begriff »Konsumtempel« ist schon lange etabliert. Auch Reisen ist ein Konsumartikel. Exquisite Hotelbauten in den Touristenhochburgen haben mit ihren Säulen, Türmen und Erkern große Ähnlichkeit mit Tempeln.

Das Gegenprogramm *Essen*
Ähnlich wie Kaufen kann Essen die Funktion eines Beruhigungsmittels haben. Besonders kohlenhydratreiche Nahrungsmittel mit hohem Zucker- und Fettanteil verstärken Hungergefühle und machen nicht wirklich satt. Viele Menschen geraten hier in einen Teufelskreis. Übergewicht, als Folge überhöhter Kalorienzufuhr, verstärkt Minderwertigkeitsgefühle. Diese verursachen wiederum verstärkt Hungergefühle.

Das Gegenprogramm *Alkohol/Drogen/Psychopharmaka*
Alkohol ist eine gesellschaftlich legitimierte Droge, die häufig als Gegenmittel missbraucht wird, um die negativen Wirkungen geheimer Programme zu dämpfen. Bevorzugte Drogen sind Cannabis, Kokain und Amphetamine, die oft mit Alkohol kombiniert werden. Der Hintergrund der Suchtkrankheit sind in aller Regel destruktive geheime Programme.

Für viele Menschen sind Psychopharmaka ein Segen, weil sie sie dringend benötigen. Sie bleiben jedoch eine Notlösung mit Nachteilen. Sie wirken wie chemische Keulen und schneiden die Höhen und Tiefen ab, d. h. man fühlt sich nicht mehr so richtig schlecht, aber auch nicht richtig gut. Gefühle werden mehr oder weniger stark gedämpft oder gleichgeschaltet. Diese Medikamente werden von Millionen konsumiert, ohne dass das eigentliche Problem gelöst wird. Im Gegenteil, eine wirkliche Veränderung wird erschwert. Viele bleiben auf die Einnahme fixiert und in ihrem Gefühlsleben eingeschränkt.

Das Gegenprogramm *Schönheitswahn*
Wer sich mit dem Selbstwertgefühl beschäftigt, kommt an der Auseinandersetzung mit seiner äußeren Erscheinung nicht vorbei. Besonders Frauen, aber zunehmend auch viele Männer, machen ihr Selbstwertgefühl nicht unerheblich an ihrem Äußeren fest.

Der Glaube, dass Schönheit das Selbstwertgefühl verbessern kann, ist ein Irrglaube. Eine amerikanische Filmdiva, die von Millionen wegen ihrer Schönheit verehrt und angebetet wurde, legte im Alter ein Geständnis ab. Sie sagte, dass sie zeitlebens unter dem Gefühl, hässlich zu sein, gelitten habe. Dieses Problem komme aus ihrer Kindheit. Eine sehr weise Erkenntnis! Wie schön ein Mensch sich fühlt, ist unabhängig davon, wie er von anderen beurteilt wird, denn Schönheit ist immer relativ.

Für viele ist die Verbesserung des Aussehens ein Gegenprogramm. Dabei verbirgt sich hinter einer perfekten Maske nur allzu oft ein zerbrechliches Selbstwertgefühl. Gerade Menschen, die das Programm *Ich genüge nicht* in sich tragen, laufen Gefahr, ihr Äußeres verbessern zu wollen, um das Selbstwertgefühl zu steigern. Aber genau dieser Versuch wird zu einer fatalen Falle. Wann ist man perfekt genug? Wann genügt man sich selbst? Man wird den eigenen Erwartungen nie gerecht. Selbst wenn andere applaudieren und Komplimente machen, bleibt das Gefühl, nicht zu genügen. Die Bewunderung wirkt wie ein kurzer Rausch, der bald verblasst. Da trotz der Mühe nichts erreicht wurde, ist die Frustration letztlich größer geworden.

Für Menschen mit einem starken Selbstwertgefühl ist äußere Schönheit nicht so wichtig. Es reicht, Wert auf ein gepflegtes Äußeres zu legen und innere Lebensfreude zu gewinnen. Man sagt, Schönheit kommt von innen, und das ist sicher richtig.

> Gegenprogramme verstärken das geheime Programm und lassen sich oft schwer auflösen.

Zusammenfassung

Gegenprogramme sind verzweifelte Versuche, dem inneren Schmerz zu entgehen. Durch sie geraten Menschen in eine Rolle, die sie glauben, immer weiter spielen zu müssen. Sie sind fixiert auf ein Verhaltensmuster, das sich scheinbar nicht auflösen lässt. Gegenprogramme vermitteln bestenfalls kurzfristige Erleichterung, aber keine Lösung. Oft werden sie zwanghaft weiter ausgeübt, obwohl sie längst keine Erleichterung, sondern das Gegenteil bewirken. Wenn es weiter unten um die Installation neuer Programme geht, dann wird deutlich, dass es oft schwerfällt, auf diese Verhaltensweisen zu verzichten. Man dreht sich weiter wie in einem Hamsterrad, weil Alternativen nicht erkannt oder als abwegig angesehen werden. Für die persönliche Entwicklung ist es jedoch notwendig, auf die Gegenprogramme zunehmend zu verzichten, zugunsten konstruktiver Problemlösungen, die im Weiteren erklärt werden.

Die Liste der hier beschriebenen Gegenprogramme ist wie gesagt nicht vollständig; weitere typische Gegenprogramme finden sich bei der Beschreibung der unterschiedlichen Persönlichkeitstypen.

Neue Programme

Sobald der Geist auf ein Ziel gerichtet ist, kommt ihm vieles entgegen.

Johann Wolfgang von Goethe

Neue Programme haben die Aufgabe, Fesseln zu sprengen – die Fesseln, die während der Kindheit, warum auch immer, angelegt werden mussten. Sie sind das einzig wirksame Mittel gegen schädliche innere Programme.

Das Finden von neuen Programmen ist der dritte Schritt in der Selbstwertanalyse. Nachdem die geheimen Programme entdeckt wurden, die Gegenprogramme identifiziert sind, geht es jetzt darum, neue Programme zu installieren.

Neue Programme sind diejenigen Programme, die Menschen mit einem starken Selbstwertgefühl ganz selbstverständlich in sich tragen. Die Lösung ist einfacher als geglaubt, wenn das System der Selbstwertanalyse verstanden wurde: Aus *Ich bin nicht willkommen* wird *Ich bin willkommen;* aus *Ich genüge nicht* wird *Ich genüge immer* oder *Ich genüge mir immer.* Aus *Ich bin nicht satt geworden* wird *In mir ist alles, was ich brauche.* Die neuen Programme sind die Umkehrung ins Positive; dies wird im Folgenden immer wieder deutlich. Das Problem ist jedoch, dass geheime Programme fest in das Glaubenssystem eines Menschen integriert sind. Vielmehr noch: Ein Mensch lebt seine Programme, seitdem er existiert. Sie sind fest in seiner Persönlichkeit verankert, und so glaubt er zunächst, zu nichts anderem in der Lage zu sein.

Geheime Programme treiben Menschen in die Resignation oder in den Kampf. Die Betroffenen ergeben sich in ihr Schicksal oder sie rennen dagegen an. Der richtige Weg führt durch die Mitte: Das geheime Programm will verstanden und akzeptiert werden – akzeptiert in dem Sinne, dass erkannt wird, inwieweit Leid, wiederkehrende Schwierigkeiten und Selbstzerstörung auf dieses geheime Programm zurückzuführen sind. Es geht um Bewusstwerdung, damit ein ehrlicher Blick auf die Persönlichkeit möglich wird. Die zentrale Frage lautet dann: Wie wird ein *neues* Programm gelebt?

Die Arbeit mit neuen Programmen ist eine Lebensaufgabe, man wird nie ganz fertig damit. Die Tendenz, dass sich das geheime Programm wieder installiert, bleibt bestehen, darum ist Achtsamkeit gefragt. Die Auseinandersetzung mit den geheimen Programmen kann sehr schmerzhaft sein. In vielen Fällen ist daher eine psychotherapeutische Begleitung sinnvoll.

Wie lernt ein Mensch neue Glaubenssätze?

Wie wir sehen konnten, geht es darum, zu einem neuen Glauben zu finden. Das geheime Programm gehört fest zu dem Glaubenssystem, das bisher gelebt werden musste. Es ist deshalb so mächtig, weil es während einer Zeit installiert wurde, als die Seele noch sehr prägsam und offen war. Geheime Programme wurden »emotional« gelernt, da der Prozess ihrer Installation mit starken Gefühlen verbunden war: Es ist extrem schmerzhaft, wenn man nicht willkommen ist oder den Eltern nicht genügen kann. Auch wenn man sich an diesen Schmerz nicht mehr erinnern kann, so hat er trotzdem stattgefunden. Ein weiterer Grund für ihre überdauernde Wirkung ist die Tatsache, dass das geheime Programm die Betroffenen während ihres bisherigen Lebens ständig begleitet hat, also viele Jahre und Jahrzehnte. Meist ist also mit Widerständen zu rechnen, wenn man ein neues Programm, ein neues Glaubenssystem installieren will.

Sich selbst überzeugen – ein neuer Glaube
Zunächst hilft nur der logische, nüchterne gesunde Menschenverstand. Er muss zu der Überzeugung verhelfen, dass das neue Programm stimmt. Ohne diese Überzeugung ist ein neues Programm nicht zu installieren. Bei vielen beginnen hier schon Zweifel: *Kann ich wirklich annehmen, dass ich immer genüge? Bin ich wirklich willkommen auf dieser Erde? Wie kann es sein, dass alles, was ich brauche, in mir ist?* Die inneren Zweifel sind die größten Schwierigkeiten, die es zu überwinden gilt. Zumindest der Verstand muss einem neuen Programm uneingeschränkt recht geben. So etwas Wichtiges wie das Selbstwertgefühl darf nicht den unbewussten alten Mechanismen überlassen bleiben.

Frau S. traute sich nicht, an ein neues Programm zu glauben. Sie verstand, dass sie immer unter dem Gefühl litt, nicht zu genügen.

Der Hinweis, dass es richtig wäre, ein neues Programm *(Ich genüge immer)* zu installieren, erschien ihr völlig undenkbar. Sie, die bisher nie genügen konnte, sollte plötzlich genügen? Dies erschien ihr wie eine Zumutung, die sie wütend machte. Schließlich sollte ein erwachsener Mensch sich nicht einfach etwas »einreden«; sie fühlte sich für dumm verkauft.

Das bewusste Festhalten an einem geheimen Programm kann als Hürde in einem therapeutischen Prozess gesehen werden. Frau S. blieb weiter ungnädig mit sich selbst und damit im Teufelskreis der Selbstabwertung. Das neue Programm, das ihr vorgeschlagen wurde, empfand sie als viel zu einfach, hatte sie sich doch viele Jahrzehnte ohne Erfolg bemüht zu genügen. Dass jetzt alles so einfach sein sollte, würde bedeuten, dass alle Anstrengungen vergeblich gewesen wären. Das ist kränkend!

Untersucht man den Vorgang, wird verständlich, warum Frau S. sich wehren muss. Sie verteidigt ihr altes System, denn es darf nicht sein, dass sie unrecht hat, denn sie würde wieder glauben, versagt zu haben.

Menschen, die das geheime Programm *Ich genüge nicht* in sich tragen, sind leicht kränkbar und kämpfen oft gegen Windmühlen. Sich geirrt zu haben bedeutet, nicht zu genügen, und reißt die alte Wunde wieder auf. Das neue Programm ist viel gnädiger: *Ich genüge auch, wenn ich mich irre! Ich genüge auch, wenn ich gegen Windmühlen gekämpft habe.*

Die Auseinandersetzung mit den geheimen Programmen kann sehr schmerzhaft sein, wenn deutlich wird, wie sehr sie der eigenen Person geschadet haben und wie sehr Beziehungen darunter leiden mussten.

Schon die Überzeugung, dass es schwer sein wird, neue Programme zu installieren, hat eine mächtige Wirkung. *Dafür werde ich lange brauchen…* ist so ein Satz, den ich zu Beginn der Übung immer wieder höre. Natürlich ist dieser Satz eine sich selbst erfüllende Prophezeiung. Wer glaubt, dass es lange dauern wird, wird auch lange brauchen, bzw. er wird seine Versuche wegen Erfolglosigkeit bald einstellen. Die richtige Haltung muss sein: *So, wie ich gerade handle, ist es gut genug.* Wenn es nicht gut genug wäre, würde wieder das geheime Programm *Ich genüge nicht* aktiviert. Die Arbeit mit den neuen Programmen sollte uns nie unter Druck setzen. Sie sollte immer spielerisch sein. *Ich bin willkommen in dieser Welt. Ich genüge immer und freue mich, dass ich mich selbst immer besser verstehe und entdecke. Ich bin neugierig darauf, mein Innerstes zu entdecken und all die Dinge in mir zu verstehen, die mich reich und glücklich machen.*

Manchmal gilt es, die Blockaden und Hindernisse zu erkennen, die sich bei der Arbeit mit einem neuen Programm einstellen.

Frau T. hatte erkannt, dass sie das geheime Programm *Ich genüge nicht* in ausgeprägter Weise in sich trug. Sie wollte es so schnell wie möglich loswerden. Schon in der Vergangenheit hatte sie mit extremem Ehrgeiz versucht, ihre Minderwertigkeitsgefühle durch gute Leistungen zu bearbeiten. Sie musste jedoch feststellen, dass durch die Arbeit mit dem neuen Programm das Gefühl, nicht zu genügen, noch stärker wurde. Sie war noch verzweifelter als zuvor. Zunächst half ihr das bekannte Beispiel mit dem Gras, das man nicht dadurch zu schnellerem Wachsen bringen kann, indem man daran zieht. Im Gegenteil, je stärker man zieht, desto sicherer wird man es vernichten. Aber, so antwortete Frau T., man könne Gras doch düngen, damit es schneller wächst. Sie wollte jetzt wissen, wie man es am besten düngen kann.

Frau T. war, ohne dass ihr das bewusst wurde, in ihren alten Teufelskreis geraten. Sie wollte wieder etwas erarbeiten, das sie bereits hatte. Es geht doch darum, das Gefühl zu genügen herzustellen, ohne dafür etwas leisten zu müssen. Das neue Programm ist immer umsonst, es ist ein Geschenk, das man sich selber macht. Es geht darum zuzulassen, nicht mehr darum kämpfen zu müssen; sich von dem künstlichen Großseinwollen erlöst zu fühlen.

Wenn die Arbeit mit neuen Programmen nicht gelingen will, ist dies kein Grund zu zweifeln oder zu resignieren. Im Gegenteil, es ist davon auszugehen, dass sich die eigentlichen Probleme melden. Dies ist eine Gelegenheit, sie zu verstehen. Gras wächst langsam oder schnell, je nachdem, wie man es sieht. Ein guter Gärtner lässt es wachsen und freut sich daran. Sehr ähnlich ist es mit dem Selbstwertgefühl und den neuen Programmen. Am besten schaut man ihnen dankbar beim Wachsen zu.

Zunächst muss der gesunde Menschenverstand weiterhelfen, der eine Selbstwertanalyse möglich macht. Wer verstanden hat, warum bisher alle Bemühungen, das Selbstwertgefühl zu verbessern, erfolglos bleiben mussten, kann sich einer neuen Strategie annähern, die tatsächlich zum Erfolg führt. Dies ist einfach und schwierig zugleich. Einfach, weil es immer nur um das Hier und Jetzt geht. Ich kann mir also sagen: *Jetzt genüge ich, mehr ist nicht erforderlich!* Entscheidend ist, dass ich mich ganz diesem Gefühl hingebe. Die alten Selbstzweifel haben jetzt keine

Bedeutung. Am Anfang wird vielleicht der Gedanke mitschwingen, dass es zukünftig viele Situationen geben wird, wo man nicht genügt. Davon gilt es, sich frei zu machen. Jeder macht Fehler, trifft ungünstige Entscheidungen, aber man wird trotzdem genügen, denn es reicht, wenn man sich bemüht. Diese Selbstverständlichkeit nimmt den Druck, den dieses geheime Programm ständig verursacht.

Die Kunst, einen neuen Glauben zu installieren, führt tatsächlich zum Ziel. Doch wie schon gesagt: Die geheimen Programme sind mächtig, da sie sehr früh installiert wurden, jahrzehntelang gültig waren und Denken und Fühlen bestimmten. So ist es nicht verwunderlich, wenn sie sich immer wieder installieren wollen. Dies ist jedoch kein unüberwindliches Hindernis. Es besteht jederzeit die Möglichkeit zu dem neuen Programm zurückzukehren.

Die geheimen Programme müssen nicht Schicksal bleiben, denn zu dem neuen Glauben gehört die Überzeugung, dass alle Menschen auf dieser Welt willkommen sind, dass jeder, der sich bemüht, das Recht auf ein starkes Selbstwertgefühl hat sowie auf das Gefühl, dass er genügt. Dies ist für jeden Menschen möglich. Wie deutlich wurde, kann dies jedoch nicht von außen kommen, sondern nur von innen, weil nur das eigene Glaubenssystem gilt. Man kann einem anderen Menschen sagen, dass man ihn attraktiv oder klug findet. Wie diese Botschaft auf ihn wirkt, hängt unweigerlich von seinen inneren Programmen ab. Entscheidend ist nicht, was andere von ihm denken, sondern was er selbst von sich glaubt.

Automatische Gedanken

Vielleicht erinnern Sie sich daran, wie Sie Autofahren gelernt haben. Jede Aktion war zunächst schwierig. Bevor ein Gang einlegt wird, muss zuerst die Kupplung getreten werden … Eine hohe Konzentration war notwendig, damit die richtigen Gedanken auch zu den richtigen Handlungen führten. Bald wurden die Handlungen automatisch ausgeführt, ohne dass man bei jeder Bewegung denken musste. Autofahren wurde allmählich kinderleicht, weil viele Verhaltensmuster ohne anstrengendes Denken funktionieren. Vieles im Alltag tun wir, ohne zu denken; wir machen es intuitiv richtig. Ob wir uns die Zähne putzen, die Schuhe schnüren, Geschirr abwaschen – dies und viele andere Tätigkeiten laufen automatisch ab. Das Leben wäre viel zu anstrengend, wenn wir über jeden Handgriff nachdenken müssten.

Geheime Programme sind so tief in unserer Psyche verankert, dass sie zu unserer Grundausstattung gehören. Nicht selten laufen sie automatisch ab. Stimmungen scheinen wie aus heiterem Himmel zu kommen. Neue Programme sind das Werkzeug, mit dem man gegensteuert und sich gegen das Destruktive wehrt. So, wie man lernen kann, ein Instrument zu spielen, kann man auch lernen, das Selbstwertgefühl von dem Schutt aus der Kindheit zu befreien. Wenn man eine neue Sprache lernen will, bedarf es der Übung, bis die Wörter automatisch und ohne Anstrengung gesprochen werden. Mit Hilfe der neuen Programme lernt die Seele eine andere, eine schönere Melodie zu spielen. Wir brauchen daher auch Zeit, bis die neuen Programme sich fest etabliert haben, bis sie automatisch funktionieren und harmonisch in unserem Alltag integriert sind.

Die moderne Hirnforschung hat in den letzten Jahren beachtliche Fortschritte gemacht. Sogenannte bildgebende Verfahren machen es möglich, die Prozesse im Gehirn genau zu beobachten. Zum Erstaunen der Wissenschaftlerinnen und Wissenschaftler konnten sie feststellen, dass das Gehirn bis ins hohe Alter plastisch bleibt, das bedeutet: Jeder kann sich verbessern und neue Programme im Hier und Jetzt installieren. Das Gehirn bleibt lernfähig, daher ist jeglicher Optimismus berechtigt. Auch hier spielt, wie wir merken, der Glaube eine entscheidende Rolle. Glaube ich nicht, dass ich ein neues Programm installieren kann, so wird dies auch nicht geschehen. Vertraue ich dagegen auf meine Fähigkeiten, dann ist eine erstaunliche Wandlung möglich. Eine weitere Wahrheit förderte die Hirnforschung ans Tageslicht: *Das Gehirn kann man trainieren.* So wie man seine Muskeln durch Training verbessern kann, lässt sich auch die Leistung des Gehirns steigern, wenn man es benutzt. Psychologinnen und Psychologen haben herausgefunden, dass eine Veränderung ca. zwei Jahre benötigt. Im Laufe der Zeit wird die Arbeit mit den neuen Programmen immer leichter fallen. Die schwersten Hürden sind meist zu Beginn der Arbeit zu überwinden.

Häufig geraten die Betroffenen durch Ungeduld in die Falle. Die Übenden glauben, dass es nicht schnell genug geht. Unweigerlich hat sich in diesem Fall das Programm *Ich genüge nicht* eingeschlichen. Man kann nicht auf einen Berg springen, aber man kann ihn Schritt für Schritt besteigen. Menschen bleiben ihr Leben lang Lernende. Dies zu verstehen und zu akzeptieren, bedeutet, dass das Leben interessant und spannend bleibt.

Die Arbeit mit neuen Programmen führt unweigerlich zu einer Veränderung der sozialen Beziehungen. Wenn sich das Selbstwertgefühl verbessert, wird dies von anderen intuitiv wahrgenommen. Mit zunehmender Selbstsicherheit verschwinden soziale Ängste. Der persönliche

Spielraum für Aktivitäten mit anderen wird erweitert. Beziehungen gewinnen an Tiefe und die Lebenszufriedenheit steigt.

Die sich selbst verstärkende Wirkung der neuen Programme

Therapie muss ressourcenorientiert sein. Damit ist gemeint, dass nicht die Defizite im Zentrum stehen, sondern die positiven Eigenschaften und Fähigkeiten eines Menschen. Wer nur den Blick auf das Negative lenkt, wird sich nicht verändern. Wie wir sehen konnten, ist genau dies bei den geheimen Programmen der Fall: Der Blick richtet sich stets auf das, was man nicht hat oder nicht bekommt, etwa: *Ich komme wieder einmal zu kurz.* Das neue Programm richtet dagegen den Blick auf das, was man hat. Auch auf das, was man kann: *Ich genüge mir, wenn ich mir Mühe gebe.* Wenn ich diese andere Perspektive einnehme, werde ich mutiger, kompetenter und gnädiger mit mir selbst. Der Mensch, der einen positiven Blickwinkel hat, verstärkt sich automatisch positiv. So ist es grundsätzlich mit dem Selbstwertgefühl. Auch ein mieses Selbstwertgefühl verstärkt sich genauso und wird schlecht bleiben, wie ein positives zu mehr Zufriedenheit und Zuversicht führt. Für Menschen mit destruktiven inneren Programmen ist das Glas immer halb leer. Für Optimisten ist dasselbe Glas halb voll. Die Arbeit mit den neuen Programmen verursacht eine Veränderung des Blickwinkels: Er wird grundsätzlich positiver und zuversichtlicher. Die Macht unserer Erwartungen muss immer wieder betont werden. Denn in ihnen steckt der Glaube, der Berge versetzt.

Wann können neue Programme gelebt werden? Immer im Hier und Jetzt! Denn wir leben immer jetzt, nicht in der Vergangenheit und nicht in der Zukunft. Darum ist der geeignete Augenblick, an einem neuen Bewusstsein und einem neuen Selbstwertgefühl zu arbeiten, gerade jetzt.

Leider können auch die geheimen Programme wieder im Jetzt aktiv sein. Dies gilt es zu erkennen und die Aufmerksamkeit wieder auf die neuen Programme zu lenken. Die wichtigsten von ihnen sollen im Folgenden näher beschrieben werden.

Das neue Programm *Ich bin willkommen*

Ein gesundes Selbstwertgefühl hat jemand, der sich ganz selbstverständlich willkommen fühlt auf dieser Erde, der sich als gleichberechtigt erlebt und der seine Fähigkeiten und Talente lebt. Manche Menschen haben in

Bezug auf den Selbstwert erschwerte Bedingungen, weil sie in ihrer Kindheit nicht willkommen waren. Ihre Aufgabe ist nun die Überwindung und Heilung dieser frühen Verletzung. Sie müssen lernen, sich selbst willkommen zu heißen. Dies gehört zu den zentralen Lebensaufgaben eines erwachsenen Menschen. Er ist zuständig für sein Selbstwertgefühl.

Notwendig ist eine Haltung nach der Devise »Jetzt erst recht«: *Es kann sein, dass ich bei meinen Eltern nicht willkommen war, aber ich lasse mich davon nicht mehr irritieren, es zählt, dass ich mich selbst willkommen heiße!*

Menschen, die ihr Leben lang darunter gelitten haben, dass sie nicht willkommen waren, fällt es in aller Regel schwer, sich diesem neuen Programm zu nähern. *Ich bin willkommen* – daran kann man nicht glauben, und darum kann es nicht wahr sein. Außerdem ist es doch viel zu einfach! Der Glaube, nicht willkommen zu sein, ist so fest verankert, dass einige, die damit beginnen, sich mit dem neuen Programm auseinanderzusetzen, den Eindruck haben, dass alles noch schlimmer wird. Die alten Wunden werden verstärkt spürbar. Davon darf man sich nicht irritieren lassen, denn es bedeutet nur, dass man auf dem richtigen Weg ist. Man kann einfach noch nicht daran glauben, dass man ein positives Programm verdient hat.

Notwendig ist der oben bereits erwähnte Perspektivwechsel: Es geht jetzt darum, die Aufmerksamkeit dahin zu lenken, wo man willkommen ist. Bis vor kurzem war es üblich, das Negative zu sehen, also wahrzunehmen, wo ich nicht willkommen bin. Dies ist besonders zu Beginn der Arbeit am Selbstwertgefühl normal. Selbstverständlich ist man nicht bei jedem und nicht jederzeit willkommen. Immer gibt es Zuneigung und auch Ablehnung, aber mit Hilfe des neuen Programms bekommt Letztere eine andere Wertigkeit. Die Betonung liegt auf: *Ich bin bei mir selbst willkommen!* Man kann aufhören, um Akzeptanz zu kämpfen. Und im neuen Programm zu leben bedeutet genau dies: Es ist selbstverständlich, meistens erwünscht zu sein.

Wer sein Bewusstsein schärft, wird spüren, dass die alte Wunde durch jede Zurückweisung wieder aufgebrochen wird. Dies ist besonders während der ersten Zeit der Arbeit mit dem neuen Programm eher zu erwarten. Entscheidend ist, im Hier und Jetzt zu bleiben und sich auf das *Ich bin willkommen* zu besinnen.

Herr B., ein Patient, der als Kind unerwünscht war, hatte mit seinen hochsensiblen »Antennen« gleich zu Beginn der Gruppentherapie zwei Mitpatienten entdeckt, bei denen er sich nicht willkommen fühlte. Mit Argusaugen suchte er, ihre Fehler und Schwächen aufzudecken, und es kam zum Streit. Zunächst verstand er nicht, dass er sein geheimes Programm wieder aktiviert hatte. Allmählich dämmerte ihm, dass er wieder gegen Windmühlen ankämpfte. Er sprach offen in der Gruppe über sein geheimes Programm und erkannte, dass er in der Vergangenheit immer wieder in ähnliche Konflikte geraten war.

Die alte Wunde kann nur heilen, wenn sie bewusst verstanden und behandelt wird. Herr B. benötigte neue Strategien, um mit Zurückweisungen anders umgehen zu können. Dazu gehört auch, die Fehler der anderen nicht zum Anlass für einen Kampf um Akzeptanz zu nehmen.

Frau K. war es wieder einmal »gelungen«, die Mitglieder der Therapiegruppe gegen sich aufzubringen. Sie konnte erkennen, dass sie ihr geheimes Programm *Ich bin nicht willkommen* wieder »installiert« hatte. Nach kurzem Zögern konnte sie zugeben, dass sie die Gruppenmitglieder bewusst provoziert hatte. Sie bat sie um Verzeihung und sprach offen über ihre Angst, nicht willkommen zu sein. Der Kontakt zu den Gruppenmitgliedern verbesserte sich entscheidend.

Rückfälle in alte Verhaltensweisen sind immer Gelegenheiten, Probleme tiefer zu verstehen. Sie sind geradezu notwendig, denn der Umgang mit den neuen Programmen will geübt werden. Keinesfalls darf rückfälliges Verhalten zur Selbstabwertung führen.

> Jede Zurückweisung ist eine gute Gelegenheit, mit dem neuen Programm zu arbeiten und persönliche Fortschritte zu erzielen. Man braucht keine Angst mehr vor Zurückweisung zu haben.

Das neue Programm *Ich genüge (mir) immer*

Ich genüge auch, wenn ich Fehler mache, wenn ich arbeitslos bin, wenn ich keine Traumfigur habe, wenn ich krank bin, wenn ich Erfolg habe ...

Das neue Programm *Ich genüge immer* stellt das Selbstwertgefühl endlich vom Kopf auf die Füße. *Es kann sein, dass ich meinen Eltern und Lehrern nie genügen konnte – entscheidend ist lediglich, dass ich mir selbst genüge.* Bisher war das Selbstwertgefühl abhängig von den Vorgaben der Kindheit. Jetzt geht es darum, ein unabhängiges Selbstwertgefühl zu entwickeln.

Menschen, die das geheime Programm *Ich genüge nicht* in sich tragen, versuchen oft, es mit der Suche nach Lob und Anerkennung aufzulösen. Die Folge ist, dass sie sich davon abhängig machen, ob sie gelobt werden oder nicht. Bleibt das Lob aus, sind sie frustriert und wütend, werden sie gelobt, können sie sich daran nicht lange freuen, denn sie hätten ja alles noch viel besser machen können. Die Lösung liegt im neuen Programm und darin, dass das eigene Lob als am wichtigsten bewertet wird. Doch viele haben Angst davor, sich selbst zu loben, haben sie doch während der Kindheit Sprüche wie *Eigenlob stinkt* gehört. In kindlicher Abhängigkeit hatte man demnach darauf zu hoffen, dass man gelobt wird.

Menschen mit einem unabhängigen Selbstwertgefühl sind durchaus an den Rückmeldungen anderer interessiert, aber die Bewertung ihrer Arbeit ist ihre eigene Sache. Der Chef, der seinen Mitarbeiter lobt, will oft nur, dass die Leistungen noch besser werden. Es kann auch sein, dass der Vorgesetzte zwar lobt, aber man selbst weiß, dass die Leistung nicht so gelungen ist. Umgekehrt kann es sein, dass der Vorgesetzte sich unzufrieden zeigt, aber eine bessere Leistung unmöglich war und man deshalb selbst damit zufrieden ist *(Ich genüge auch, wenn man nicht mit mir zufrieden ist).*

Das neue Programm *Ich genüge immer* fordert dazu auf, dem eigenen Verstand, der eigenen Wahrnehmung zu trauen. Viel zu viele Menschen glauben nicht an ihre eigene Urteilsfähigkeit, insbesondere dann nicht, wenn es um die Einschätzung ihrer positiven Leistungen geht. Die wichtige Fähigkeit, sich selbst zu verstärken, ist in vielen Lebenssituationen blockiert. Man traut sich nicht, sich selbst zu loben. Fremdes Lob verursacht eventuell Abhängigkeit und ist daher immer mit Vorsicht zu genießen. Wenn es weiter unten um die Darstellung der abhängigen Persönlichkeit geht, werden die Hintergründe dieser Schwierigkeiten ausführlich untersucht.

Mit Hilfe des neuen Programms wird die eigene Meinung in den Vordergrund gestellt. Es fordert auf, sich selbst realistisch einzuschätzen und mit den eigenen Fähigkeiten und Leistungen zufrieden zu sein. Die Fehler und Schwächen müssen nicht mehr verteufelt werden; mit Humor werden sie viel besser akzeptiert.

Mit Hilfe des neuen Programms wird man auch unabhängig von der Stimmung anderer. Bestimmte Menschen verbreiten eine negative Stimmung, durch die das geheime Programm *Ich genüge nicht* aktiviert wird. Die Übung besteht jetzt darin, sich nicht von der schlechten Laune anderer infizieren zu lassen. Besonders empfänglich für diese Art der Manipulation sind Menschen, die als Kind mit Liebesentzug bestraft wurden. Sie haben früh gelernt, auf Stimmungen besonders sensibel zu reagieren. *Meine Mutter war in der Lage, tagelang nicht mehr mit mir zu reden,* oder: *Für meinen Vater war ich Luft, er schaute einfach durch mich hindurch – immer war ich diejenige, die sich entschuldigen musste ...* So oder so ähnlich sind die Erfahrungen vieler Menschen. Die Botschaft ist eindeutig: *Du genügst nicht!* Die Angst vor Liebesentzug tragen viele Erwachsene immer noch in sich, da die frühen Erfahrungen sehr schmerzhaft und prägend waren. Später scheinen die Eltern Stellvertreter bekommen zu haben. Die Angst, nicht zu genügen, treibt viele in die Überanpassung. Es ist unerträglich, wenn andere nicht zufrieden sind. Gewünscht wird Harmonie um jeden Preis: Die eigene Meinung wird unterdrückt und die eigenen Bedürfnisse und Wünsche werden zurückgestellt.

Das neue Programm *In mir ist alles, was ich brauche*

Der Mensch lernt lieben, indem er die Liebe, die seine Eltern ihm entgegengebracht haben, verinnerlicht und in seiner Seele bewahrt. Vor allem lernt er so, sich selbst zu lieben. War dieser Prozess gestört, bleibt das Gefühl, zu kurz gekommen zu sein. Man hätte etwas bekommen müssen, worauf jeder Mensch ein Recht hat. Man möchte es einklagen oder mit Gewalt erzwingen.

Doch die Zeit, in der man dies gebraucht hätte, ist unwiederbringlich vorüber. Darum wird es nur Lösungen geben können, die dies berücksichtigen. Man muss die Antwort in sich selbst suchen. Ich vergleiche das Problem immer wieder mit einem inneren Vakuum, das man mit allem möglichen Äußeren füllen möchte. Dadurch wird der Hunger jedoch nicht gestillt, sondern stärker. Ein inneres Problem lässt sich nur von innen lösen, nicht von außen. Hier eignen sich besonders Methoden der Meditation, Kontemplation und ähnliche Verfahren, die den Geist beruhigen und die innere Gier befrieden. Der Mensch, der meditiert, befindet sich im Zustand der Bedürfnislosigkeit. Er liegt wie in den Armen der Mutter, die ihn hält und beruhigt. Die effektivste Methode, an der eigenen Person zu arbeiten, ist Psychotherapie, also die Arbeit mit neuen Programmen und Meditation.

Das neue Programm *In mir ist alles, was ich brauche* antwortet auf das geheime Programm *Ich bin nicht satt geworden, ich bin zu kurz gekommen.* »Aber ich brauche doch auch viel von anderen; kaum einer lebt zufrieden mit sich allein«, so die häufige Reaktion auf dieses neue Programm. Die Antwort lautet: *In mir ist auch alles, um mit anderen Menschen gut auszukommen.* Die neuen Programme helfen dabei, gelingende Beziehungen herzustellen. Mit einem verbesserten, starken Selbstwertgefühl werden oft gute Beziehungen erst möglich. Menschen versuchen mit gigantischen Anstrengungen, endlich satt zu werden. Dabei sind die wirklich schönen und wichtigen Dinge immer umsonst. Vor allem sind sie sich ihrer inneren Schönheit nicht bewusst.

Auch das neue Programm *In mir ist alles, was ich brauche* macht eine entscheidende Veränderung des Blickwinkels möglich. Wer auf das fixiert ist, was ihm alles fehlt, muss unzufrieden bleiben. Nur wer darauf schaut, was er hat, was er bereits geleistet hat, welche Fähigkeiten ihm zur Verfügung stehen, ist zu Zufriedenheit in der Lage. Die meisten Menschen schieben Zufriedenheit vor sich her. Dies ist die Folge der destruktiven geheimen Programme. So glauben sie, mit Leistung, Konsum oder sonstigen Errungenschaften Zufriedenheit herstellen zu können.

Viele Menschen suchen nach der idealen Liebe, um sich vollständig zu fühlen. Die Partnerin, der Partner soll das ausgleichen, was die Eltern nicht geben konnten. Enttäuschungen müssen die Folge sein. Ein Partner ist nicht in der Lage, die elterliche Liebe zu ersetzen. Die Folge sind abhängige destruktive Beziehungen. Weiter unten, wenn es um die Beschreibung der Liebessucht und der hysterischen Persönlichkeit geht, wird dieses häufige Problem ausführlich beschrieben.

Zufriedenheit kann immer nur von innen kommen, das ist das wahre Geheimnis. Die Werbung, die Filmindustrie, die bunten Gazetten suggerieren falsche Lösungen. Man braucht immer mehr und wird nicht satt.

Das neue Programm *Ich bin ein Gewinner*

Menschen, die sich als Verlierer fühlen, die vielleicht schon immer das schwarze Schaf waren, benötigen das neue Programm *Ich bin ein Gewin-*

ner. Nur was innerlich verstärkt wird, kann sich in der Realität abbilden. Der Blick sollte sich dahin richten, wo realistische Lösungen gesucht werden. *Ich bin ein Gewinner, wenn ich mit den neuen Programmen arbeite, wenn ich die Störungen meines Selbstwertgefühls verstanden habe und aktiv an ihrer Auflösung arbeite; ich bin ein Gewinner, wenn ich meine Möglichkeiten nutze und Grenzen akzeptiere, wenn ich Zufriedenheit in mir selbst suche ...*
Jeder sollte sich wie ein Gewinner fühlen.

Was hilft, die neuen Programme zu installieren?

Die Gedankenstopp-Methode

Geheime Programme sind wie gesagt fest installiert. Dies bedeutet, dass die chemischen und neurobiologischen Prozesse im Gehirn sich nicht so leicht verändern lassen. Sie laufen automatisch nach dem bekannten Schema ab. Mit Gewalt erzwingen zu wollen, dass das belastende geheime Programm nicht mehr auftritt, ist nicht möglich. Die Gedankenstoppmethode kommt aus der Verhaltenstherapie und ist eine effektive Methode, schädliche Gedanken zum Stillstand zu bringen. Dies würde z. B. auch dadurch geschehen, dass jemand Sie erschreckt, Sie plötzlich unerwartet Besuch bekommen, eine freudige Botschaft sie erreicht usw. Sie würden aus den momentanen Gedanken herausgerissen, und spontan entstünden dann im Gehirn andere neurobiologische Prozesse, die für eine Veränderung der Stimmung, der Körperspannung und der Aufmerksamkeit sorgen. Gedanken verändern sich also durch Ablenkung; die Aufmerksamkeit richtet sich dann auf etwas Neues, vorherige Gedankengänge werden überlagert.

Die Gedankenstopp-Methode funktioniert, indem man laut »Stopp« ruft. Am besten wird dies durch eine starke Körperbewegung unterstützt, etwa indem man aufsteht, die Arme hochreißt o. Ä. Durch heftige Bewegungen wird im Blut Adrenalin ausgeschüttet, die neurobiologischen Prozesse verändern sich. Das Entscheidende ist, dass ein Ruck durch den ganzen Körper geht. Hilfreich ist auch eine Wiederholung, indem man »Stopp, stopp, stopp!« ruft. Natürlich wird eine solche Übung in Gesellschaft merkwürdig erscheinen, daher ist sie dort nur bedingt einsetzbar.

Wer sich selbst beobachtet und bemerkt, wie die geheimen Programme Denken und Fühlen dominieren, sollte möglichst sofort die

Gedankenstopp-Methode anwenden. Scheuen Sie sich nicht, wenn Sie alleine sind, richtig laut zu werden und heftige Bewegungen zu machen. Danach ist es leichter, die neuen Programme an die Stelle der destruktiven Gedanken zu setzen. Denken Sie daran: So wie Sie denken, fühlen Sie auch. In der Anfangsphase macht es Sinn, die positiven neuen Programme aufgeschrieben auf einem Zettel immer bei sich zu tragen. Hüten Sie ihn wie einen geheimen Schatz, am besten stecken Sie ihn in Ihre Geldbörse. Nach dem lauten Stopp können Sie Ihren Schatz hervorholen; am besten lesen Sie sich nun die neuen Programme laut vor.

Lächeln
Die neuen Programme werden tatsächlich verstärkt, wenn Sie lächeln, während Sie an sie denken oder sie vor sich hin sagen. Es ist wissenschaftlich erwiesen, dass bei jedem Lächeln im Gehirn Stresshormone ausgeschaltet werden. Versuchen Sie einmal, an etwas Negatives zu denken und gleichzeitig zu lächeln – es wird nicht funktionieren. Dies ist ein physiologischer Vorgang, denn die Gesichtsmuskeln sind mit dem Gehirn vernetzt. Darum gilt: Je länger Sie lächeln, wenn Sie an die neuen Programme denken, desto stärker wird die Wirkung sein. Scheuen Sie sich nicht, einige Minuten damit zu verbringen. Gleichzeitig laden Sie die neuen Programme mit positiver Energie auf und erlauben ihnen damit, tiefer in Ihr Bewusstsein zu sinken. Sie spüren immer mehr, dass die neuen Programme stimmen und dass Sie beginnen, ihnen zu vertrauen. Wir erinnern uns: Bisher waren Sie gezwungen, an die negativen geheimen Programme zu glauben. Sie können nun spüren, dass Sie neue Programme endlich verdient haben.

> Eine effektive Methode, das neue Programm, mit dem Sie gerade arbeiten, zu installieren, ist, es vor dem Schlafengehen zwanzigmal aufzuschreiben. Wenn Sie es in den Schlaf mitnehmen, ist es sehr präsent in Ihnen und kann in Ihrem Unbewussten weiterarbeiten. Diese Methode funktioniert auch, wenn Sie noch nicht wirklich an ein neues Programm glauben können.

Manchmal werde ich gefragt, mit welchem neuen Programm man beginnen sollte – etwa mit allen gleichzeitig? Sinnvoll ist eine schrittweise Vorgehensweise, also immer ein Programm in den Fokus zu nehmen. Die Basis für das Selbstwertgefühl ist das unbedingte Gefühl, in dieser Welt willkommen zu sein. Daher sollte man mit dem Programm *Ich bin willkommen* starten. Wer in der Kindheit durchaus willkommen war, sollte mit dem neuen Programm *Ich genüge immer* oder *Ich genüge mir immer* starten. Danach ist das Programm *In mir ist alles, was ich brauche* dran.

Geheime Programme stehen, wie bereits erwähnt, in einem inneren Zusammenhang. Wenn man mit dem neuen Programm *Ich genüge immer* arbeitet, wird automatisch auch an dem Programm *Ich bin wertvoll* gearbeitet. Starre Regeln sind nicht sinnvoll, vielmehr sind Sie auf dem richtigen Weg, wenn Sie spüren, dass ein neues Programm zu wirken beginnt.

Skills

Die Arbeit mit Skills wurde in der therapeutischen Arbeit mit Borderline-Patienten von Marsha M. Linehan entwickelt. Bei den Skills handelt es sich um ungewöhnliche, aber effektive Problemlösungsstrategien. Auch hier geht es darum, auf andere Gedanken zu kommen, indem die negativen gestoppt werden. Melden sich geheime Programme, können sie wirksam gestoppt werden, indem man z. B. in eine scharfe Chilischote beißt. Sofort ist das Gehirn mit stärkeren Reizen beschäftigt. Unweigerlich schaltet es auf Gefahr um, und Adrenalin sorgt dafür, dass sich die neurobiologischen Prozesse verändern. Dies ist eine radikale, aber wirksame Methode, sich von solch einer negativen Stimmung abzulenken. Wenn die Schärfe nachlässt, ist es wichtig, das neue Programm zu installieren, es mit Gefühl aufzuladen. Man kann sich z. B. vorstellen, von einem warmen Licht umgeben zu sein und sich darin ganz und gar geborgen zu fühlen.

Wenn Sie immer ein kleines Fläschchen mit Tabascosoße bei sich führen und im Bedarfsfall ein bis zwei Tropfen auf die Zunge nehmen, hat dies einen ähnlichen Effekt.

Wenn die Stimmung stärker beeinträchtigt ist, kann eine ebenfalls radikale Maßnahme hilfreich sein, etwa das *Wechselduschen*: so heiß, wie man es gerade ertragen kann, dann wieder eiskalt. Danach gilt es, die Stimmung mit neuen Programmen aufzuhellen. Eine sanfte Methode ist ein warmes Bad mit aromatischen Düften und schöner Musik.

Viele Menschen kennen die Wirkung von japanischem Minzöl. Es sorgt dafür, dass der Kopf wieder frei wird. Ein Tropfen, den man sich unter die Nase reibt, kann reichen, um auf andere Gedanken zu kommen.

Eine einfache, aber durchaus effektive Methode ist das Tragen eines (nicht zu engen!) Gummibändchens am Handgelenk. Wenn man es in den entscheidenden Momenten anzieht und auf die Haut springen lässt, ist dies ein Reiz, der wach macht und ein Umschalten auf das neue Programm unterstützt. Je früher der destruktive Prozess gestoppt wird, desto besser. Je tiefer man in eine destruktive Stimmung gerät, desto schwieriger ist es, sich aus ihr zu lösen. Dies wird weiter unten bei der Beschreibung der narzisstischen Verstimmung ausführlich erläutert.

Es muss immer wieder betont werden, dass es ein gutes Gefühl sein sollte, sich gedanklich auf die neuen Programme einzulassen. Sie mit positiver Energie aufzuladen, ist das Gegenteil von dem, was bei den geheimen Programmen automatisch geschieht. Allmählich lernt das Gehirn etwas Neues.

Die Arbeit mit dem »inneren Kind«

»Aussöhnung mit dem inneren Kind« nennen die Psychologinnen Erika J. Chopich und Margaret Paul eine Methode, die auch die Arbeit mit den neuen Programmen unterstützen kann.[4] Ein hilfreiches Bild ist dabei das verletzte, innere Kind, das geheilt werden will. Man stellt sich vor, dass man sich ihm zuwendet und es mit Liebe und Zuneigung versorgt, dass man es willkommen heißt und dafür tröstet, dass es so zurückgewiesen wurde. Die Arbeit mit dem inneren Kind führt zu einem vertieften Verständnis des geheimen Programms und zur Aussöhnung mit sich selbst.

Ein Vorschlag zur Arbeit mit dem inneren Kind:

Gehen Sie zurück in die Kindheit, in eine Situation, in der Sie sich zurückgesetzt oder ungerecht behandelt fühlten ... Wenn diese Situation wieder präsent ist, wenden Sie sich dem inneren Kind zu, das Sie selbst sind. Trösten Sie Ihr inneres Kind, reden Sie mit ihm und sagen Sie ihm, dass Sie es verstehen, dass es nicht seine Schuld war. Bleiben Sie bei ihm, bis es sich beruhigt hat und Frieden eingekehrt ist. Wiederholen Sie diese Übung, bis Sie spüren, dass es Ihrem inneren Kind gut geht.

Wer beginnt, mit dem neuen Programm *Ich bin willkommen* zu arbeiten, wird die Aufmerksamkeit auf diejenigen Menschen richten, bei denen er willkommen ist. Dabei ist es wie gesagt normal, dass man nicht bei jedem willkommen sein kann und willkommen sein will. Sicher ist, dass ein Mensch, der sich grundsätzlich willkommen fühlt, eine positive Wirkung auf andere hat. Er fühlt sich sicher in seiner Haut und spürt, dass er gemocht wird.

Visionäres Denken

Die Arbeit mit Visionen ist ebenfalls effektiv, um die neuen Programme zu integrieren. Die Kraft des Glaubens wird in diesem Buch immer wieder beschrieben und betont. Visionäres Denken bedient sich dieser Kraft. Innere Bilder haben immer die Tendenz, sich in der Realität zu verwirklichen. Der Glaube daran, ein bestimmtes Ziel zu erreichen, ist nachweislich ein wirksames Mittel, um es tatsächlich zu erreichen.

Dabei handelt es sich durchaus um eine Art magisches Denken. Aber dies ist auch bei demjenigen der Fall, der glaubt, das schwarze Schaf zu sein. Er wird es so lange bleiben müssen, wie er an dieses geheime Programm glaubt. Frühe Abwertungen und Zurückweisungen sind als Ursache dafür zu verstehen, dass es keine positiven Visionen geben konnte.

Für eine befriedigende persönliche Entwicklung ist magisches Denken von großer Bedeutung. Die Frage ist, welche inneren Bilder von einer glücklichen Zukunft in uns existieren. Der Glaube daran, dass mit Hilfe neuer Programme eine wirkliche Veränderung des eigenen Wertgefühls möglich ist, ist die wichtigste Voraussetzung. Der Glaube wird verstärkt, wenn man spürt, dass die neuen Programme zu wirken beginnen.

> Erschaffen Sie selbst die Vision von Ihrem zufriedenen Leben – wo Sie Ihre persönlichen Fähigkeiten leben können, wo Ihre kreativen Kräfte Ausdruck finden, wo Sie immer mehr Sie selbst sein dürfen.

Umgang mit Rückfällen

Mit Rückfällen in altes Verhalten muss besonders zu Beginn der Arbeit mit den neuen Programmen gerechnet werden.

> Herr Z. ist verzweifelt. Nach einer Zeit des Erfolgs, in der sein neues Programm *Ich bin willkommen* ihm einen deutlichen Auftrieb vermittelt hatte, wurde er von Mitpatienten kritisiert. Seine Aussage: »Jetzt ist alles wieder wie weggeblasen.«
> Da es sich bei Herrn Z. um eine schwere Selbstwertstörung handelte, verursachten auch geringfügige Kränkungen und Zurückweisungen starke Gefühle. Die neurobiologischen Prozesse funk-

tionierten nach dem alten Muster, er war am Boden zerstört und fühlte sich wieder ganz am Anfang. Dies ist leider normal, jedoch kein Grund zur Resignation, im Gegenteil: Es ist ein Grund, die Herausforderung anzunehmen und aktiv an dem neuen Selbstwertgefühl zu arbeiten.
Für Herrn Z. war wichtig, den Umgang mit Kritik neu zu lernen. Bis dahin versuchte er, jeder negativen Beurteilung zu entkommen. Er begann nun langsam, Kritik als hilfreich anzusehen, da sie auf mögliche Schwachstellen hinweist. Auf diese Weise arbeitete Herr Z. an einem unabhängigen Selbstwertgefühl.

> Rückfälle sind immer gut, um Probleme tiefer zu verstehen; ohne sie ist Entwicklung unmöglich.
> Verstehen Sie Kritik als kostenlose Unternehmensberatung.

Die emotionale Ladung von geheimen Programmen ist oft so stark, dass schon kleine Auslöser intensive Wirkungen haben können. Für das menschliche Gehirn scheint an entscheidenden Stellen Zeit keine Rolle zu spielen. Die Zurückweisungen während der Kindheit haben eventuell so starke Eindrücke hinterlassen, dass sie sich nicht so ohne weiteres löschen lassen. Man hat sie verdrängt, aber in typischen Situationen werden sie wieder aktuell. Manchmal ist man selbst überrascht, wie vergleichsweise geringe Anlässe zu starken Reaktionen führen. Die Gefühle sind so stark und überwältigend, dass sich die Betroffenen hiervon nicht lösen können. Dies hat mit der momentanen Wirklichkeit oft nichts oder wenig zu tun.

Bei der Besprechung der verschiedenen Persönlichkeitsstrukturen werden weiter unten die typischen Reizpunkte erklärt, die sehr unterschiedlich sein können.

Zusammenfassung

Die Arbeit mit neuen Programmen verändert das Lebensgefühl. Die Selbstsicherheit verbessert sich in dem Maße, wie es gelingt, die Fesseln der Kindheit zu überwinden. Die Arbeit mit den neuen Programmen macht mutiger und freier. Das Ziel ist, immer mehr von seiner wahren Persönlichkeit leben zu können. Zunehmend entwickelt sich ein unabhängigeres Selbstwertgefühl. Achtsamkeit und das Leben im Hier und Jetzt führen zu Selbstakzeptanz und Selbstliebe.

Neues Verhalten

*Man kann das Leben nur rückwärts verstehen,
aber man muss es vorwärts leben.*

SØREN KIERKEGAARD

Damit neue Programme gelebt werden können, ist ein neues Verhalten notwendig. Dies ist der vierte Schritt bei der Selbstwertanalyse. Das neue Verhalten leitet sich von den neuen Programmen ab, die entscheidend bei der Umsetzung der neuen Verhaltensweisen helfen.

Herr T. war ein typischer Konfliktvermeider. In Gesellschaft fühlte er sich unwohl, da er sich nicht traute, andere Menschen anzusprechen. Auf der Arbeitsstelle wagte er nicht, berechtigte Forderungen zu stellen. Vor dem Hintergrund seines geheimen Programms *Ich genüge nicht* plagten ihn viele soziale Ängste, die zu großen Nachteilen führten.

Im therapeutischen Gespräch kamen wir auf seine große Leidenschaft, das Motorradfahren, zu sprechen. Ihm wurde plötzlich bewusst, dass er hier vollkommen angstfrei war und es sogar genoss, sich extrem in die Kurven zu legen. Ihm wurde anhand dieses Beispiels bewusst, dass er Ängste auch genießen konnte, ja, dass er bewusst Situationen herbeiführte, um Ängste zu genießen.

Nachdem er dies verstanden hatte, ging er dazu über, sich auch im sozialen Raum Ängsten auszusetzen, um sie zu genießen. Sein neues Programm *Ich genüge mir immer* machte ihn mutiger. Aus Herrn T. wurde ein Konfliktsucher, der gelernt hatte, mit seinen Ängsten umzugehen. Immer dann, wenn er auf sie zugegangen war, fühlte er sich besser und gestärkt. Er spürte immer deutlicher, wie das neue Programm *Ich genüge immer* wirkte. Er suchte mit seinen Mitmenschen auf Augenhöhe zu kooperieren und fühlte sich freier und kompetenter.

Es ist Angst, die Menschen von ihrem wahren Leben abhält. Doch Selbstentfaltung und Selbstliebe können nur gelingen, wenn die Ängste, die durch die geheimen Programme entstehen mussten, überwunden werden.

Ein anderes Beispiel:

> Herr G. hatte die Angewohnheit, immer gleich wütend zu werden, wenn etwas nicht nach seinen Erwartungen geschah. Häufig befand er sich in einem unzufriedenen und angespannten Zustand. Während der Kindheit war er verwöhnt worden, und so entwickelte er die Erwartung, dass seine Bedürfnisse immer befriedigt würden. Daher fühlte er sich im Recht, wenn er seinen Gefühlen freien Lauf ließ. Für seine Familie war er oft sehr anstrengend und die Beziehung zu seiner Frau drohte zu zerbrechen.
> Da er seine Ehe retten wollte, suchte er therapeutische Hilfe. Bei der Selbstwertanalyse erkannte er als Folge der Verwöhnung die Programme *Ich bin nicht satt geworden* sowie *Ich will Kind bleiben*.
> Der Versuch, seine Minderwertigkeitsgefühle zu kompensieren, verursacht Wutanfälle. Seine Unsicherheit wollte er mit der Demonstration von Trotz und Stärke ausgleichen. Dies war sein Gegenprogramm, um die innere Unsicherheit zu beseitigen. Doch typischerweise verursachen Gegenprogramme eine Verstärkung der Schwierigkeiten und führen in einen Teufelskreis.
> Herrn G. fiel es schwer, auf seine Wutausbrüche zu verzichten, denn dann würde er unweigerlich mit seinen wahren Gefühlen, sich klein und hilflos zu fühlen, konfrontiert werden. Doch ihm wurde klar: Nur wenn er sich darauf einlassen würde, könnte er ein neues Selbstwertgefühl entwickeln. Herr G. kam mit seiner Ehefrau auf eine neue Weise ins Gespräch. Zum ersten Mal konnte er von seiner Angst sprechen, nicht ernst genommen zu werden. Seine neuen Programme *In mir ist alles, was ich brauche* und *Ich bin ein erwachsener Mann* veränderten seinen Blickwinkel. Er suchte nach der Zufriedenheit, die in seinem eigenen Innern zu finden war. Tägliche Meditationsübungen unterstützten seinen Veränderungsprozess.

Die Arbeit mit neuen Programmen braucht Aufmerksamkeit
Die geheimen Programme werden sich immer wieder melden, damit muss gerechnet werden. Dabei geht es nicht darum, dies mit allen Mitteln zu verhindern. Wenn sie sich wieder melden, sollte man dies mit aufmerksamer Gelassenheit beobachten. Wer sie verhindern will, fällt wieder in die *Ich-genüge-nicht*-Falle. Natürlich genüge ich, auch wenn sich meine geheimen Programme wieder melden. Aber jetzt habe ich Gelegenheit, den richtigen Umgang mit ihnen zu üben.

> Frau G. war wieder in eine depressive Stimmung geraten. Sie lenkte ihre Aufmerksamkeit auf die geheimen Programme, die für ihre Stimmung verantwortlich waren. In dieser Situation fiel es ihr schwer, an die neuen Programme zu glauben, trotzdem begann Sie, die neuen Sätze mit Energie zu füllen. Allmählich veränderte sich ihr Blickwinkel und in gleichem Maße veränderte sich auch ihre Stimmung. Sie richtete den Blick darauf, was sie in dieser Situation Positives tun konnte. Ihre Frage an sich selbst lautete: »Was brauche ich jetzt, was kann ich tun?«
> Frau G. wurde sich darüber klar, dass sie bisher in ihrem Leben viel zu passiv gewesen war, zu ängstlich, zurückhaltend und unterwürfig. Wieder war es ihr nicht gelungen, Ansprüche, die an sie gerichtet wurden, zurückzuweisen. Ihre Schwester hatte wieder eine unangenehme Aufgabe an sie delegiert, und Frau G. spürte deutlich, dass die Schwester wieder ihre Unfähigkeit, sich abzugrenzen und Nein zu sagen, ausnutzte. Frau G. entschied sich, ihre Schwester anzurufen und die gegebene Zusage zurückzunehmen. Nachdem sie das getan hatte, fühlte sie sich einerseits erleichtert, andererseits spürte sie eine Beklemmung. Ihre geheimen Programme *Ich muss gehorchen; ich muss helfen; ich darf mich nicht wehren* waren wieder aktiv. Diesen setzte sie nun neue entgegen: *Ich habe ein Recht, Ja und Nein zu sagen; ich muss nur mir selbst gehorchen; ich habe ein Recht auf meine Meinung; ich genüge auch, wenn ich meiner Schwester nicht gefalle.* In dem Maße, wie sie ihre neuen Programme in sich spürte und an sie glaubte, hellte sich ihre Stimmung auf.
> Bisher hatte Frau G. den Ärger über die Schwester gegen sich selbst gerichtet. Sie hatte sich selbst dafür abgewertet, dass sie es nicht schaffte, ihr die Meinung zu sagen. Die neuen Programme halfen ihr, dies zu tun.

Wie das Beispiel verdeutlicht, sind negative Empfindungen alles andere als überflüssig. Vielmehr zeigen sie oft den Weg in die richtige Richtung, wenn man die Aufmerksamkeit erst auf die geheimen Programme und dann auf die neuen richtet. Diese fordern häufig zum Handeln auf, denn ohne dass Frau G. eine tatsächliche Veränderung vorgenommen hätte, wäre eine Lösung unmöglich gewesen. Wer mit den neuen Programmen arbeitet, spürt, dass sie ihm Kraft geben. Das Programm *Ich genüge immer* macht mutig, denn was soll schon passieren? Negative Empfindungen wollen also angenommen werden, sie sind Wegweiser für seelische Weiterentwicklung und persönliches Wachstum.

Auf Dauer wirken neue Programme und finden ihren Ausdruck in neuem Verhalten. Bei der Beschreibung der unterschiedlichen Persönlichkeitsstrukturen werden die Lernaufgaben herausgearbeitet. Die neuen Programme sind die Richtschnur, an der man sich entlanghangeln kann.

Für die praktische Arbeit mit der Selbstwertanalyse empfehle ich immer die schriftliche Aufzeichnung. Am besten nehmen Sie ein DIN-A4-Blatt quer und unterteilen es in vier Spalten. Die Selbstwertanalyse beginnt immer mit der Suche nach den destruktiven inneren Programmen. Die *geheimen Programme* werden in die erste Spalte eingetragen. Im nächsten Schritt werden die typischen *Gegenprogramme* gesucht und in die zweite Spalte eingetragen. Im dritten Schritt werden aus den geheimen Programmen die *neuen Programme* abgeleitet und in die dritte Spalte geschrieben. Die vierte Spalte ist für die Beschreibung des neuen Verhaltens bestimmt.

Ausführliche Selbstwertanalysen finden sich jeweils am Ende der Beschreibung einer Persönlichkeitsstruktur weiter unten. Sie dienen als Manual dafür, eine persönliche Selbstwertanalyse zu verfassen. Die meisten Menschen tragen Merkmale verschiedener Persönlichkeitstypen in sich. Suchen Sie sich die Programme heraus, die auf Sie zutreffen.

Die glückliche Dame
Eine ältere Dame war in ihrem Dorf für ihre eigene Art bekannt, ihr Glück zu zelebrieren.
Sie verließ niemals das Haus, ohne eine Handvoll Bohnen einzustecken.
Sie tat dies, um die schönen Momente des Tages bewusst wahrzunehmen und sie besser zählen zu können.
Für jede positive Kleinigkeit, die sie tagsüber erlebte –
einen fröhlichen Plausch auf der Straße,
das Lachen eines Kindes,
ein Glas guten Weines – für alles, was ihre Sinne erfreute,
ließ sie eine Bohne von der rechten in die linke Tasche wandern.
Abends saß sie zu Hause und zählte die Bohnen aus der linken Tasche.
Sie zelebrierte diese Minuten. Sie führte sich vor Augen, wie viel Schönes ihr an diesem Tag widerfahren war.
Auch wenn sie bloß eine Bohne zählte, freute sie sich, den Tag erlebt zu haben.

Verfasser unbekannt

Teil 2
Selbstwertanalyse und Persönlichkeit

Jeder Mensch ist ein einmaliges und unverwechselbares Individuum. Bestimmte Persönlichkeitsmerkmale lassen sich jedoch bei verschiedenen Personen beobachten. Die Psychologie hat unterschiedliche Charaktertypen herausgearbeitet, die in reiner Form nur sehr selten vorkommen. Bei den meisten finden sich Eigenschaften von verschiedenen Charakterstrukturen. So gehört das Depressive, das Zwanghafte, das Hysterische, das Narzisstische, das Schizoide zum Menschen. Jeder zeigt hin und wieder typische Verhaltensweisen aus bestimmten Strukturen. Meist hat man eine bestimmte Vorliebe, etwa wenn Probleme nach dem zwanghaften Modus verarbeitet werden. Dies bedeutet, dass der Betroffene besonders gründlich und perfektionistisch vorgeht. Ein Mensch mit einer hysterischen Struktur wird beginnen, die Dinge zu dramatisieren, und der mit einer depressiven Struktur wird jammern, klagen und pessimistische, depressive Gedankengebäude errichten. Immer wird der Betroffene glauben, dass sein Vorgehen und seine Art, mit Problemen umzugehen, richtig und notwendig ist. Man spricht in diesem Zusammenhang davon, dass etwas »ichsynton« ist. Dies bedeutet, dass typische Verhaltensweisen zur Persönlichkeit gehören und der Glaube vorherrscht, dass andere Strategien nicht möglich seien.

Bei der Selbstwertanalyse geht es darum, die eigenen typischen Problemlösungsmuster und die damit verbundenen Schwierigkeiten zu verstehen. Dies wird leichter, wenn auch die lebensgeschichtlichen Hintergründe der verschiedenen Persönlichkeitsstrukturen verstanden werden. Ein tieferes Verständnis der eigenen Lebensdynamik und der damit verbundenen Schwierigkeiten kann beim Installieren neuer Programme hilfreich sein.

Wir werden sehen, dass bei den verschiedenen Persönlichkeitstypen bestimmte geheime Programme auftreten. Manchmal besteht der entscheidende Unterschied darin, welche typischen Gegenprogramme zur Anwendung kommen. Fast immer finden sich die geheimen Programme *Ich genüge nicht* und *Ich bin nicht satt geworden*.

Struktur oder Störung?

Jeder Mensch hat seine persönliche individuelle Struktur, die wie bei einem Baukasten aus verschiedenen Elementen zusammengesetzt ist. Jeder braucht zwanghafte Seiten, damit er sich in der Gesellschaft zurechtfindet, etwa weil Regeln eingehalten werden müssen. Ein gewisses Maß an depressiven Eigenschaften macht Mitgefühl und Trauerarbeit möglich. Hysterische Elemente machen das Leben bunt und farbig. Ein bestimmtes Maß an narzisstischen Eigenschaften ist notwendig, damit die eigene Person zum Ausdruck gebracht werden kann, etwa indem man sich abgrenzt und wehrt, eigene Ziele verfolgt und in der Lage ist, Konflikte offensiv anzugehen.

Wenn eine bestimmte Struktur überbetont ist, kann dies eine Einschränkung bedeuten und zu Schwierigkeiten im Kontakt zu den Mitmenschen führen. Sind die Schwierigkeiten dauerhaft und umfassend, spricht man von einer Persönlichkeitsstörung. Auf den folgenden Seiten werden auch weniger gravierende Störungen beschrieben. In diesen Fällen ist meist eine längere psychotherapeutische Behandlung notwendig.

Ein Hinweis: Bei der Beschreibung der verschiedenen Persönlichkeitsstrukturen habe ich für das Selbstwertgefühl wichtige Bereiche beschrieben. Wie Gefühle entstehen und wie man sie beeinflusst, findet sich in der Beschreibung der depressiven Persönlichkeit. Hier geht es um Grundsätzliches, und deshalb wird dieses Kapitel an den Anfang gestellt. Wie man Konfliktvermeiden beendet, findet sich in der Beschreibung der abhängigen Persönlichkeit, da diese Menschen dazu tendieren, Konflikten eher auszuweichen. Natürlich finden sich typische Konfliktvermeider auch mit anderen Persönlichkeitsstrukturen. Die Bearbeitung dieses Problems ist für die Entwicklung eines unabhängigen Selbstwertgefühls immer von zentraler Bedeutung.

Es ist sinnvoll, alle Persönlichkeitstypen kennenzulernen. In jeder Struktur sind typische Lernaufgaben verborgen. Wie man sich ihnen stellt und wie man daran arbeitet, ist auch für viele Lebenssituationen interessant. Neben der Beschreibung der verschiedenen Persönlichkeitstypen finden die Leserinnen und Leser auch andere wichtige Themen, etwa den Umgang mit Mobbing, den Autonomie-Abhängigkeitskonflikt und die Bedeutung der geheimen Programme bei sexuellen Störungen. Ich habe sie da eingefügt, wo sie mir am besten zu passen schienen.

Die depressive Persönlichkeit

Die Vorteile und positiven Seiten dieser Charakterstruktur werden oft übersehen. Menschen mit einer depressiven Persönlichkeit haben oft Eigenschaften wie Warmherzigkeit, Treue, Ehrlichkeit, Fleiß, Kompetenz usw. In Betrieben sind sie langjährige, fleißige und treue Mitarbeiter, die wesentlich den Erfolg des Unternehmens erarbeiten (dafür aber in der Regel wenig zurückbekommen). Sie sind in der Lage, tiefes Mitgefühl für die Not anderer zu empfinden. Die Fähigkeit, sich in einen anderen Menschen hineinzufühlen, macht wesentlich die Beziehungsfähigkeit aus. Die Gefühle dieses Persönlichkeitstyps sind tief und ihre Bindung in Beziehungen ist stark. Über diese gesunden Anteile der Struktur sollte möglichst jeder Mensch verfügen, denn sie sind die Voraussetzung dafür, dass er in Beziehungen glücklich werden kann. Werden die depressiven Anteile allerdings überbetont, treten eher die nachteiligen Folgen auf.

Geheime Programme und Gegenprogramme

Aus tiefenpsychologischer Sicht entsteht das depressive Problem während der oralen Phase. In dieser frühen Phase geht es darum, den Säugling zu nähren, ihn zu versorgen und ihm körperliche Nähe zu geben. Die depressiven Symptome entstehen, weil die Versorgung eben nicht in ausreichender Weise stattgefunden hat. Das Kind wird traurig und zieht sich in seine innere Welt zurück. Es entwickelt sich das geheime Programm *Ich bin nicht satt geworden.*

Nicht selten sind oder waren die Eltern selbst depressiv und haben entsprechende Haltungen und Einstellungen vermittelt, etwa: *Das Leben ist hart; wir sind immer arm; wir haben nichts zu lachen.* Freude, ein primärer Gefühlsbereich, ist blockiert. Wenn man eigentlich Grund hat, sich zu freuen, ist dies nur eingeschränkt möglich. Gleich entsteht ein ungutes Gefühl, weil man Freude angeblich nicht verdient hat oder die Erwartung entsteht, dass nach einem guten Ereignis gleich ein besonders schlimmes kommen muss. Das geheime Programm heißt: *Freu dich nicht zu früh!*

Oft haben diese Menschen in einer frühen Phase ihres Lebens oder später Vernachlässigung erlebt. Die wesentlichen Bedürfnisse nach Liebe und Geborgenheit wurden nicht ausreichend befriedigt, die Bedürfnisse und Wünsche des Kindes fanden keine wirkliche Beachtung. Dies zeigt sich im weiteren Lebensverlauf darin, dass diese Menschen ihre Bedürfnisse nicht angemessen zum Ausdruck bringen können. Depressive leben meist nicht für sich und für die eigene Person, sondern für andere, für den Partner, für die Kinder, für die Geschwister, für eine soziale Aufgabe ... Das geheime Programm lautet: *Ich muss für andere sorgen.*

Die typisch depressive, pessimistische Weltsicht, bei der das Glas halb leer ist (nicht halb voll), verhindert häufig Wohlbefinden und Zufriedenheit.

Der Mensch mit einer depressiven Struktur richtet Ärger und Wut meist gegen sich selbst, d. h. er schluckt diese Gefühle hinunter. Er lebt in dem Gefühl, den Schmerz aushalten zu müssen, sich nicht wehren zu dürfen. Das geheime Programm lautet: *Ich darf mich nicht wehren.*

Wenn ein Gefühlsbereich blockiert ist, hat dies zur Folge, dass die Gefühlsenergie in einen anderen Bereich umgelenkt wird. Ist der Ausdruck von Wut und Ärger blockiert, werden verstärkt Traurigkeit und Schwermut erlebt, also depressive Gefühle. Die Auflösung der Wutblockade ist daher von großer Bedeutung. Dies ist nicht leicht, aber neue Programme können hier sehr unterstützend wirken.

Ein weiterer Gefühlsbereich, in den die Gefühlsenergie wandert, ist Angst. Wer seinen Ärger nicht ausreichend zeigt, glaubt, sich nicht wehren zu können, und wird ängstlich. Man sieht lauter übermächtige Gegner, denen man ausgeliefert ist. Dies wird in der Interaktion von anderen intuitiv wahrgenommen: *Da ist jemand, der sich nicht wehrt!* Also kann man ihn ausbeuten, indem man ihm unliebsame Arbeiten zuschiebt. Man kann eventuell seinen persönlichen Frust an ihm ablassen und ihn so zum Mobbingopfer machen. Der Spruch *Wer sich nicht wehrt, lebt verkehrt* trifft die Problematik des depressiven Charakters genau.

Menschen mit einer depressiven Struktur erreichen mit ihrem zurückgezogenen, traurigen und immer leidenden Erscheinungsbild mitunter auch, dass man sie in Ruhe lässt. Sie mischen sich nicht ein, z. B. in die Konflikte am Arbeitsplatz, und so sind sie oft Außenseiter.

Die geheimen Programme beim depressiven Charakter lauten: *Ich bin nicht satt geworden* und *Ich genüge nicht.* Häufig findet sich auch das geheime Programm *Ich bin eine Last.* Wie oben beschrieben, sind wichtige Gefühlsbereiche blockiert, insbesondere Freude und Wut. Ein Programm lautet daher: *Ich habe kein Recht auf Freude*, und ein weiteres: *Ich habe kein Recht auf meinen Ärger*. Nicht selten findet sich auch das Programm *Ich bin wertlos.* Die typischen Gegenprogramme sind unterschiedlich. Meistens passen sich diese Menschen an und versuchen, ihre Bedürftigkeit über Klagen und Jammern irgendwie deutlich machen – ein untaugliches Gegenprogramm, wie leicht zu erkennen ist. Alle möglichen Missstände werden zum Anlass genommen, die innere Bedürftigkeit zu beklagen, natürlich ohne je »satt« zu werden. Im Gegenteil, das geheime Programm *Ich bin eine Last* wird sich wieder abbilden, denn wer ständig jammert, ist tatsächlich auch eine Last für andere. Damit wird der depressive Teufelskreis in Gang gehalten.

Auch die Gedanken drehen sich im Kreis, will man doch die Probleme im Kopf lösen, die hier nicht zu lösen sind. So entstehen Grübelzwänge, die quälend und aufreibend sind.

Wie schon erwähnt, gehört Anpassung zu den Gegenprogrammen. Menschen mit einer depressiven Persönlichkeit fehlt oft die Durchsetzungsfähigkeit. Sie können sich schlecht abgrenzen und Nein sagen, wenn sie dies eigentlich gerne tun würden. Ärgergefühle werden wie gesagt »hinuntergeschluckt«, oder sie entladen sich explosiv, viel zu heftig und leider oft an der falschen Stelle. Wie bei einem Dampfkessel wird der innere Druck durch das Hinunterschlucken der Ärgergefühle immer größer. Manchmal reicht dann ein geringfügiger Anlass, der zur Explosion führt. Eventuell bekommen Mitmenschen, die mit dem eigentlichen Anlass des Ärgers gar nichts zu tun haben, viel zu viel davon ab. Nachdem er entladen ist, wird dem Betroffenen meist klar, dass er überreagiert hat. Er schämt sich, weil er die Kontrolle über sich verloren hat. Damit dies nicht wieder geschieht, greift er zu der alten, falschen Strategie: Er reißt sich zusammen und schluckt seinen Ärger erneut hinunter. Besser wäre es, mit Hilfe neuer Programme Ärger und eigene Bedürfnisse direkt und angemessen zu äußern.

Ein Gegenprogramm gegen die depressiven Stimmungen ist mitunter Leistung – man will die hohen Erwartungen erfüllen. Im Hintergrund bleibt das Gefühl, nicht zu genügen.

Das geheime Programm *Ich bin zu kurz gekommen* führt nicht selten dazu, dass die Betroffenen versuchen, das innere Vakuum dadurch zu füllen, dass sie sich opfern, ihre Bedürfnisse völlig zurückstellen und nur für andere sorgen wollen. Sie erscheinen selbstlos und immer hilfsbereit. Ihre Fähigkeit, die Not anderer zu erkennen, bringt sie in die Helferrolle.

Mitunter wird unbewusst dabei erwartet, dafür das zu bekommen, was man selbst gibt. Die innere Bedürftigkeit wird indirekt deutlich. Wenn es schon nicht gelingt, die eigenen Bedürfnisse zu befriedigen, dann sollen wenigstens die Bedürfnisse anderer befriedigt werden. Das Gegenprogramm *Helfen* führt jedoch früher oder später in die Selbstausbeutung. Wer seine wahren Bedürfnisse nicht befriedigen kann, wird auf Dauer krank. Die Lernaufgabe des Depressiven besteht darum auch darin, dass er für einen Ausgleich sorgt. Es gilt, zunächst für die eigenen Bedürfnisse einzutreten und nur das zu geben, was er geben sollte.

Für viele Depressive ist Essen ein typisches Gegenprogramm. Sie trösten sich beispielsweise mit Süßigkeiten.

Menschen mit einer depressiven Persönlichkeitsstruktur suchen häufig dominante Partner, sowohl um Halt zu finden als auch aus Angst vor Verantwortung. Hier erwarten sie, auch genährt und versorgt zu werden. Dies ist letztlich unmöglich, da der innere Hunger nicht wirklich gestillt werden kann, und so sind depressive Krisen und Stimmungsschwankungen wahrscheinlich.

Neue Programme

Wenn Menschen mit einer depressiven Persönlichkeitsstruktur mit den neuen Programmen konfrontiert werden, können sie diese zunächst nur schwer verstehen. Der Gedanke, immer zu genügen, erscheint beispielsweise völlig absurd. Meist brauchen sie länger, bis sie von der Notwendigkeit und Richtigkeit der neuen Programme überzeugt sind.

Der Blick richtet sich nach dem alten Modus immer dahin, wo das Leid, die Krankheit, die schlechten Nachrichten sind ... So wird das Negative wie mit einem Magneten angezogen. Wird dieser Blickwinkel hinterfragt, wird die pessimistische Weltsicht meist verteidigt. Das größte Problem ist also das »Kleben« an den alten Programmen.

Die Arbeit mit neuen Programmen kann die depressive Symptomatik zunächst beeinflussen und schließlich auflösen. Das Programm *Ich bin willkommen* verhilft zu einem neuen Selbstverständnis. Sich willkommen zu fühlen, ohne dafür etwas leisten zu müssen, ist für Depressive zunächst kaum vorstellbar, wird aber immer selbstverständlicher. Mit Hilfe der neuen Programme gelingt es, in sozialen Beziehungen Gleichwertigkeit herzustellen, anderen Menschen auf Augenhöhe zu begegnen: *Ich habe ein Recht auf meine Meinung und meine Bedürfnisse sind gleichwertig.*

Von großer Bedeutung ist die Entwicklung eines unabhängigen Selbstwertgefühls. *Ich genüge mir immer* lenkt den Blick dahin, wo man sich selbst genügt.

Wie schon an anderer Stelle beschrieben, ist es wichtig, dass Depressive verstehen, dass alles, was sie nicht bekommen konnten, nicht wirklich nachgeholt werden kann. Es will vielmehr betrauert und losgelassen werden. Oft fällt es nicht leicht, die Trauer zu beenden. Man »suhlt« sich in den alten Dingen, etwa früheren Ungerechtigkeiten, die immer wieder hochkommen und die Stimmung im Hier und Jetzt vergiften. So wie es richtig ist, sich schmerzhaften Gefühlen zu stellen und durch die Trauer hindurchzugehen, ist es auch notwendig, dass man zu einem Ja findet. Hier geht es darum, das eigene Schicksal zu akzeptieren und nicht mehr Nein zu schreien, es hätte nicht passieren dürfen.

Wie bereits beschrieben, ist Jammern und Klagen ein Gegenprogramm, mit dem man sich erleichtern will. Mit etwas Abstand ist zu erkennen, dass dies nicht zu einer Verbesserung der persönlichen Situation, sondern zu einer Verschlechterung führt. Diese Vorgänge sind »konditioniert«, d. h. dass sie immer wieder, wie automatisch, auftreten. Hilfreich ist hier die Gedankenstopp-Methode, mit der zunächst die depressiven Gedanken zum Stillstand gebracht werden, damit realistisches Denken möglich wird.

Werden depressive Gedanken untersucht, wird man feststellen, dass ein Nein in ihnen verborgen ist: *Nein, das Leben ist so ungerecht; nein, ich kann/will das nicht ertragen; nein, ich kann mich damit nicht abfinden ...* Mit diesen Gedanken wird unweigerlich innere Wut und Frustration erzeugt – Wut, die sich letztlich immer gegen die eigene Person richtet. Selbst wenn die Betroffenen ab und zu »explodieren«, gibt es bestenfalls eine kurzfristige Erleichterung, doch die negative Gefühlsenergie findet keine Auflösung. Auf Dauer kommt es daher sehr wahrscheinlich zu depressiven Verstimmungen und im schlimmsten Fall zu depressiven Erkrankungen.

Solange depressive Menschen glauben, dass Hilfe nur von außen kommen kann, bleiben sie in ihrem alten Muster.

So wie wir denken, fühlen wir auch – wie Gefühle entstehen

Wer depressive Gedanken hat, muss sich depressiv fühlen. Diese Erkenntnisse hatten schon die Stoiker, griechische Philosophen im Altertum. Der bekannteste war Epiktet. Er formulierte: *Nicht die Dinge beunruhigen uns, sondern wie wir über die Dinge denken.*

Die Behandlung depressiver Symptome erfolgt recht erfolgreich mit Hilfe der »Kognitiven Therapie«, einer Methode aus der Verhaltenstherapie. Hier lernen Patientinnen und Patienten, ihren Blickwinkel allmählich zu verändern. Die Gedanken, die vorwiegend negativ sind, werden in eine realistischere und positivere Richtung gelenkt. Grübeln und Sich-Sorgen-Machen werden bearbeitet und durch realistische Gedanken ersetzt. Wenn sich das Denken verändert, verändert sich auch das Gefühl, wie das berühmte Beispiel von dem halb vollen bzw. halb leeren Glas deutlich macht.

Die kognitive Therapie hilft dabei, den eigenen Blickwinkel zu hinterfragen. Dabei sind zwei destruktive Verhaltensweisen zu beobachten:
1. Sind in unserem Denken absolute Forderungen, dann führen diese unrealistischen Gedanken zu Stress und schädlichen Gefühlen. Absolute Forderungen lassen sich an Wörtern wie *muss, hätte, soll* erkennen. In dem Satz *Er hätte das nicht sagen dürfen* … steckt eine absolute Forderung. Tatsache ist, dass er es gesagt hat. Je absoluter die Forderung, desto stärker wird das Problem mit Gefühl »aufgeladen«. Ein anderer Satz ist: *Du musst endlich einsehen, dass ich recht habe.* Vielleicht sieht mein Gegenüber es ein oder aber auch nicht, jedenfalls kann ich es nicht dazu zwingen. Oder: *Mein/e Partner/in soll nicht so viel Geld ausgeben.* Auch hier gibt es die absolute Forderung, ein anderer Menschen solle sich ändern. Doch wenn man diese Änderung erzwingen will, führt dies unweigerlich zu Stress.
Gelassenheit entsteht dagegen, wenn der Blickwinkel realistisch ist: *Ich kann nur mich selbst verändern und ertrage die Dinge, die ich nicht verändern kann.* Viele Menschen versuchen, die Dinge zu ändern, die sich nicht ändern lassen, und tun wenig oder nichts dafür, die Dinge zu ändern, die sie ändern könnten.
In depressiven Gedanken sind häufig absolute Forderungen verborgen, die von den Betroffenen nicht wahrgenommen werden: *Wenn mein Chef doch freundlicher zu mir wäre; wenn meine Kinder sich mehr um mich kümmern würden; wenn ich nicht immer so viel Kritik hören*

müsste ... Dies sind Beispiele, die hinterfragt werden müssen. Sicher ist es nicht schön, wenn der Chef unfreundlich ist, aber es ist nicht zu ändern. Dies bedeutet allerdings nicht, dass man sich von seiner schlechten Laune infizieren lassen muss. Und wenn man die Zuwendung seiner erwachsenen Kinder vermisst, dann ist der positive Aspekt eventuell der, dass sie auf eigenen Füßen stehen. Darüber hinaus stellt sich die Frage, ob es gelungen ist, die Kinder loszulassen, was depressiven Menschen eher schwerfällt.
Nicht selten werden Wünsche zu absoluten Forderungen. Man möchte die Dinge förmlich erzwingen bzw. man kann sich mit bestimmten Wahrheiten und Realitäten nicht abfinden. Fast ständig kreisen die Gedanken um typische Themen. Diese können alle möglichen Lebensbereiche betreffen.
2. Wenn Übertreibungen den Blickwinkel bestimmen, führt dies zu übertrieben starken Gefühlen.

Werden die Gedanken von Wörtern wie *furchtbar, unerträglich, wahnsinnig, schrecklich, entsetzlich* bestimmt, handelt es sich meistens um Übertreibungen. Albert Ellis, der Begründer der rational-emotionalen Therapie, formuliert in diesem Zusammenhang: *Wir halten alles aus, es sei denn, wir sterben daran.* Mit diesem zugegebenermaßen provokanten Satz werden die Dinge ins richtige Licht gerückt. Wer schreit *Ich halte das nicht aus* übertreibt in aller Regel. Besser ist es, für ungute Lebenslagen eine realistische Lösung zu suchen. Die kann auch so aussehen, dass man sich mit den Dingen, die nicht zu ändern sind, abfindet.

Für Menschen mit einer depressiven Persönlichkeitsstruktur gilt es, auf negative Gedanken zu achten, die zu depressiven Gefühlen führen müssen. Die oben beschriebene Gedankenstopp-Methode kann angewandt werden, wenn sich wieder mal düstere Gedanken eingestellt haben. Dies ist besonders zu Beginn der Arbeit mit der Selbstwertanalyse zu erwarten, da die biochemischen Prozesse im Gehirn dem gewohnten Modus folgen.

Mit Hilfe der Selbstwertanalyse gelingt es, dass Betroffene die Verantwortung für ihre Gefühle selbst übernehmen. Es gilt, sich selbst die Aufgabe zu stellen, im Hier und Jetzt zu einem optimistischen Blickwinkel zu gelangen.

Depressive Erkrankung oder depressive Verstimmung?

Es ist notwendig, den Unterschied zwischen einer depressiven Erkrankung, also einer Depression, und einer depressiven Verstimmung zu kennen.

Depressive Erkrankung
Eine Depression ist eine schwere Erkrankung, die behandelt werden muss.

> Herr K. wird morgens wach und fühlt sich extrem schlecht. Seine Stimmung ist tiefschwarz, irgendwie fühlt er sich leer und er weiß nicht, wie er den Tag bewältigen soll. Die ständige innere Unruhe ist quälend und lässt ihn oft nicht schlafen. Die Zeit will nicht vergehen, jede Minute ist qualvoll. Er hat keine Energie aufzustehen und jede Lebensfreude ist wie weggeblasen. Er fühlt sich »neben sich«. Eigentlich will er aktiv werden, aber er kann nicht, und deshalb macht er sich Selbstvorwürfe. Arme und Beine schmerzen, und nach einiger Zeit schleppt er sich ohne Appetit an den Frühstückstisch. Er fühlt sich schuldig, denn es müsste ihm gut gehen, er hat eine liebevolle Familie, eine schöne Wohnung und ist auch mit materiellen Dingen ausreichend versorgt. Nachmittags geht es ihm allmählich etwas besser, aber seine Angst vor dem nächsten Morgen ist groß. Immer wieder denkt Herr K. daran, den qualvollen Zustand zu beenden, indem er sich umbringt. Nur die Verantwortung für seine Familie hält ihn davon ab.

Herr K. zeigt viele Symptome einer depressiven Erkrankung. Das typische Morgentief, Gefühle von Leere und Hoffnungslosigkeit. Die Zeit scheint bei Depressiven stillzustehen und sie leiden unter starken Selbstvorwürfen, weil sie sich selbst die Schuld an ihren depressiven Gefühlen geben. Ein Grund für die depressive Erkrankung ist zunächst nicht zu erkennen. Die Gefahr, dass diese Menschen sich umbringen, ist tatsächlich groß. Herr K. braucht dringend Medikamente, ein sogenanntes Antidepressivum, das den Serotoninspiegel, der für die Stimmung maßgeblich verantwortlich ist, reguliert, wobei Antidepressiva erst nach zwei bis drei Wochen wirken. Appelle aus Herrn K.s Umgebung, etwa sich zusammenzureißen, eine positivere Sicht zu haben und die Welt mit anderen Augen zu sehen, sind für ihn schädlich. Er treibt sich selbst extrem an, ist aber zu einer Änderung nicht in der Lage.

Eine psychotherapeutische Behandlung ist hier angezeigt. Sie hat als Erstes das Ziel, den Patienten von seinen Schuldgefühlen zu entlasten. Depressive Menschen werden oft nicht ernst genommen und das wahre Ausmaß der Krankheit wird nicht erkannt. Die Psychotherapie wird dann vor allem die destruktiven Gedankenmuster bearbeiten. Hinter jeder depressiven Erkrankung steckt eine Lernaufgabe. Die Betroffenen können sich mit bestimmten Lebensumständen, Tatsachen oder Ereignissen nicht abfinden. Ihr inneres Nein zu den Dingen muss einem Ja weichen. Wie wird es möglich, sich mit dem Unabwendbaren abzufinden, Ja zu sagen zum eigenen Schicksal und das Beste daraus zu machen?

Die depressive Verstimmung
Manchmal frage ich eine Patientin bzw. einen Patienten: *Wie würde ich mich fühlen, wenn ich in Ihrer Lebenssituation wäre und genau die gleichen Gedanken hätte wie Sie?* Meist bekomme ich nach einer kurzen Zeit des Nachdenkens die Antwort: *Genauso wie ich oder vielleicht sogar schlimmer?* Es ist wichtig zu verstehen, dass depressive Gefühle oft normal sind. Ist die Lebenssituation schwierig, etwa weil man den Partner, die Arbeit oder sein Geld verloren hat, macht man sich massive Selbstvorwürfe und wertet sich ab. Dann sind depressive Gefühle die logische Folge. Die geheimen Programme haben, wie schon gesagt, die Tendenz, sich immer wieder zu installieren. Dies verursacht ebenfalls depressive Gefühle und eventuell eine depressive Erkrankung.

Häufig erleben Menschen, wie gesagt, aufgrund ihrer aktuellen Situation eine depressive Verstimmung. In diesen Fällen helfen Antidepressiva meist nicht. Was man braucht, ist eine Strategie, ein Plan, wie die Lebenskrise zu bewältigen ist. Man braucht alle Kräfte, um an der eigenen Person zu arbeiten, etwa neue Programme zu installieren. Antidepressiva haben die Eigenschaft, die Höhen und die Tiefen im Gefühlsspektrum abzuschneiden. Man fühlt sich nicht mehr richtig schlecht, kann sich aber auch nicht mehr richtig freuen. In vielen Fällen ist es aus meiner Erfahrung richtig, *unbedingt in der Zusammenarbeit mit einem Facharzt* über ein Ausschleichen der Medikamente nachzudenken (Antidepressiva müssen immer langsam abgesetzt werden). Wer sich zu sehr auf die Wirkung der Medikamente verlässt, entwickelt eventuell zu wenig Energie, um sich aus seiner misslichen Lebenslage zu befreien.

Zusammenfassung

Die Bearbeitung der depressiven Gefühle kann nur dann erfolgreich sein, wenn es gelingt, den negativen Blickwinkel zu verändern und sich zu trauen, anderen auf Augenhöhe zu begegnen. Hier helfen neue Programme und neue Verhaltensweisen. Für depressive Menschen ist es wichtig, dass sie lernen, im Hier und Jetzt zu leben. Oft »kleben« sie an negativen Ereignissen aus der Vergangenheit, die sich nicht ändern lassen. Die ständige Erinnerung daran triggert die depressiven Gefühle. Depressive Menschen müssen lernen, Ja zu sagen zu Dingen, die sie nicht ändern können. Nur so gelingt es, sie loszulassen. Die Überwindung von Schicksalsschlägen, Nachteilen und Einschränkungen kann die Persönlichkeit stärken. Auch ein schweres Leben ist ein wertvolles Leben.

Die Arbeit an einem unabhängigen Selbstwertgefühl ist immer sinnvoll und notwendig. Die folgende Tabelle vermittelt einen Überblick über die Selbstwertanalyse der depressiven Persönlichkeit.

Tabelle 1: Selbstwertanalyse der depressiven Persönlichkeit

Geheime Programme	Gegenprogramme	Neue Programme	Neue Verhaltensweisen
• Ich bin nicht willkommen. • Ich genüge nicht. • Ich habe kein Recht auf Freude. • Ich bin hoffnungslos. • Ich habe kein Recht auf Ärger. • Ich bin nicht satt geworden. • Ich muss viel für Liebe tun. • Ich bin wertlos. • Mir kann keiner helfen. • Die Welt ist schlecht und ungerecht.	• depressiver Rückzug, depressive Gedanken, • Helfen, Leistung, Anpassung, • Grübeln, Pessimismus, • manchmal Perfektionismus, • sich mit Essen trösten, • sich in Arbeit flüchten, • sich opfern, • abhängige Beziehungen.	• Ich bin willkommen. • Ich genüge mir; ich genüge immer. • Ich bin wertvoll. • Ich habe ein Recht auf meinen Ärger. • Ich habe ein Recht auf Freude; ich habe Glück verdient. • In mir ist alles, was ich brauche.	• Ich entwickle ein unabhängiges Selbstwertgefühl. • Ich suche und arbeite an optimistischen Blickwinkeln. • Ich spreche meine Bedürfnisse direkt an. • Ich werte mich nicht mehr ab. • Ich gehe direkt auf Konflikte zu. • Ich spreche über die Dinge, die mich ärgern. • Ich teile meine Freude mit und entwickle den Glauben daran, dass ich Glück verdient habe. • Ich beschäftige mich mit schönen Dingen; ich genieße das Leben. • täglicher Gedanke: Heute habe ich ein dickes Fell.

Die narzisstische Persönlichkeit

Das Wort »Narzissmus« bedeutet »Selbstliebe«, und von echter Selbstliebe kann ein Mensch gar nicht genug haben. Wenn von Narzissmus die Rede ist, meint man in aller Regel jedoch den krankhaften Narzissmus: eine Persönlichkeitsstörung, die durch ein egoistisches, selbstverliebtes, rücksichtsloses und manchmal machtbesessenes Verhalten gekennzeichnet ist.

Häufig wird der »gesunde« Narzissmus, den jeder Mensch benötigt, übersehen. Viele trauen sich nicht, einen gesunden Narzissmus zu leben, sie bleiben im Hintergrund, lassen zu, dass andere viel zu sehr über sie bestimmen. Sie bleiben abhängig, fühlen sich klein, ängstlich und unterlegen. Der gesunde Narzissmus verhilft einem Menschen zum Selbstausdruck, geht es doch darum, seine Ziele zu verfolgen und die eigenen Überzeugungen zu vertreten.

Wenn das Selbstwertgefühl gestört ist, handelt es sich um ein narzisstisches Problem. Wie wir sehen konnten, lassen sich mit Hilfe der Selbstwertanalyse die Störungen der Selbstwertentwicklung verstehen und deutlich machen. Über das Verinnerlichen neuer Programme soll ein gesunder Narzissmus zur Entfaltung gelangen. Dabei geht es nicht darum, das Kind mit dem Bade auszuschütten und sich über andere stellen zu wollen. Gemeint ist eine Begegnung auf Augenhöhe, bei der die eigenen Bedürfnisse gleich wichtig sind wie die der anderen. Das bekannte Bibel-Gebot lautet: *Du sollst deinen Nächsten lieben wie dich selbst.* Viele hören aber nur: *Du sollst deinen Nächsten lieben.* Die fehlende Selbstliebe macht krank und ist der Hintergrund für die narzisstische Persönlichkeitsstörung.

Menschen mit einem gesunden Narzissmus sind ruhig, zufrieden und entspannt. Sie sind meist gesellig, offen im Kontakt, optimistisch und heiter. Sie sind wissbegierig, künstlerisch interessiert, experimentierfreudig und stets an Neuem interessiert. Ihre Interessen verfolgen sie mit Nachdruck, ohne sich über die Bedürfnisse anderer hinwegzusetzen. Sie begegnen anderen mit Verständnis und Mitgefühl, sind hilfsbereit, ohne sich ausnutzen zu lassen. Ihr Handeln ist gewissenhaft und zuverlässig.

Viel zu oft haben Menschen Angst, Verantwortung zu übernehmen. Sie bleiben im Hintergrund und überlassen die Macht denen, die diese eventuell auch missbrauchen. Macht ist notwendig und positiv, wenn sie dem Allgemeinwohl dient. Oft wird sie aber missbraucht, um egoistische Bedürfnisse durchzusetzen, worunter dann viele leiden.

Beim krankhaften Narzissmus handelt es sich immer um eine Störung der Selbstwertentwicklung. Der Eindruck, dass Menschen, die überheblich, arrogant, selbstverliebt und machtbesessen daherkommen, über ein starkes Selbstwertgefühl verfügen, täuscht. Die äußere Fassade soll lediglich die innere Not kaschieren.

Geheime Programme und Gegenprogramme

Das narzisstische Problem wurde schon im Altertum von Ovid beschrieben. In der Sage von Narziss geht es um einen Jüngling, der sich aus Stolz der Liebe der Nymphe Echo entzog. Er war fortan verflucht, sich in sein eigenes Spiegelbild zu verlieben, und unfähig, sich von diesem zu trennen. Schließlich verging er und verwandelte sich in eine Narzisse. Hier wird bereits deutlich, dass die narzisstische Liebe den Weg zu einem anderen Menschen nicht findet, sondern auf die eigene Person fixiert bleibt.

Im Grimm'schen Märchen *Der Eisenofen* wird die narzisstische Persönlichkeitsstörung auf eindrucksvolle Weise beschrieben. In den Märchen ist der erste Satz fast immer von großer Bedeutung. In ihm spiegelt sich das ganze Problem: *In der Zeit, wo das Wünschen noch geholfen hat, ward ein Königssohn von einer alten Hexe verwünscht, dass er im Walde in einem großen Eisenofen sitzen sollte.* Mit traumwandlerischer Sicherheit findet das Märchen die treffenden Bilder. Das Drama fand in der Zeit statt, als das Wünschen noch geholfen hat. Darunter ist tiefenpsychologisch die magische Phase zu verstehen. Im zweiten, dritten und vierten Lebensjahr ist die Welt noch voller Riesen, Zauberer und Feen. Die Spielzeugautos fahren wirklich und die Puppen können sprechen ... Die Seele ist offen und sehr prägsam, und ein Kind will um seiner selbst willen geliebt werden. Es braucht in dieser sensiblen Phase bedingungslose Zuwendung.

Die Liebe der Eltern nimmt förmlich Platz in der Seele des Kindes und bildet die Basis für Selbstliebe. Wird dieser Prozess gestört, kommt es zu einer »narzisstischen Kränkung« und meist dazu, dass Selbstliebe und Selbstwertgefühl sich nicht positiv entwickeln können.

Die Hexe im Märchen symbolisiert den negativen mütterlichen Aspekt, also die Eigenschaften und Verhaltensweisen der Mutter, die für das Kind schädlich sind. Da im Märchen jeder Mensch ein verwunschener Königssohn (bzw. eine Königstochter) ist, handelt es sich hier um einen kleinen Jungen, der um seine wahren Gefühle gebracht wird. Die Mutter macht ihn zu einer Marionette, die nach ihren Wünschen perfekt funktionieren muss. Selbstverständlich können es auch der Vater oder andere an der Erziehung Beteiligte sein, die ein Kind um die eigenen Gefühle bringen. Man spricht von einem »Raub der Gefühle«, der dazu führt, dass ein Kind seine wahren Gefühle opfert, da es um die Liebe und Akzeptanz der Eltern kämpfen muss.

Der Eisenofen ist das Bild für das innere Gefängnis, in dem sich narzisstisch gestörte Menschen befinden. Der kalte Ofen symbolisiert mit seinen Eisenplatten die narzisstische Abwehr, an der scheinbar alles abprallt. Man ist hart und kalt und kann niemanden wirklich an sich heranlassen.

Liebe ist immer ein Geschenk. Wenn man aber darum kämpfen muss, handelt es sich lediglich um ein Tauschgeschäft: *Ich liebe dich, weil du meinen Erwartungen entsprichst.* So kann man auch sagen, dass das Kind sich in den Eisenofen flüchten musste, um zu überleben.[5]

Zu unterscheiden sind eine narzisstische Persönlichkeitsstruktur und eine narzisstische Persönlichkeitsstörung. Die Übergänge von »normal« zu »krank und gestört« sind fließend und können von leichten Formen gestörter Selbstliebe bis hin zu Formen sehr schwerwiegender krankhafter Charakterveränderung reichen. Von einer Persönlichkeitsstörung ist dann die Rede, wenn die Symptome umfassend und dauerhaft sind; sie haben Krankheitswert. Nur Fachleute können eine Persönlichkeitsstörung diagnostizieren.

Nicht selten machen die Familien, aus denen die Betroffenen stammen, nach außen einen besonders perfekten, unauffälligen Eindruck. Im Innern ist das Klima jedoch kalt und abweisend. Um in der harten Realität zu überleben, musste das Kind seine Gefühle opfern und sich bemühen, den Erwartungen perfekt zu entsprechen. Das geheime Programm *Ich habe kein Recht auf meine Gefühle* wird etabliert. Es fehlten Wärme, Verständnis und Unterstützung, so dass sich zudem früh das geheime Programm *Ich muss es alleine schaffen* entwickelte. Es ist so, als wollte sich das Kind an den eigenen Haaren aus dem Sumpf ziehen. Schon früh entwickelte sich, was bei vielen Betroffenen ihr Leben lang gilt: die Unfähigkeit, Hilfe anzunehmen bzw. sich helfen zu lassen.

Schon kleine Kinder sollen den Erwartungen häufig zu perfekt entsprechen. Sie werden gezwungen, ihr wahres Gesicht zu verbergen, und dürfen nicht sie selbst sein. Das geheime Programm lautet: *Sei nicht du selbst.* In der Fachsprache ist hier die Rede von dem »falschen Selbst«. Im Kontakt wirken diese Menschen merkwürdig unecht, so als würden sie ständig eine Rolle spielen. *Die Mutter, der Vater will, dass es mir gut geht, dass ich ein zufriedener, erfolgreicher und selbstbewusster Mensch bin – also bin ich das!* Da dieses Verhalten so früh eingeübt wurde, gehört es zur Persönlichkeit. In der Fachsprache ist dieses Verhalten »ichsynton«, was bedeutet, die Betroffenen glauben, so sein zu müssen bzw. dass sie so »richtig« sind.

Bei narzisstisch gestörten Menschen zeigt sich das geheime Programm *Ich bin nicht satt geworden* besonders deutlich. Die innere Verzweiflung ist extrem. Wenn nichts genügt, wenn alles, was hart erarbeitet wurde, wenig oder keinerlei Befriedigung erzeugt, wenn Erfolg und Anerkennung wie durch ein Sieb durchfallen und keine wirkliche innere Bereicherung spürbar werden lassen, dann ist die Sehnsucht nach Zufriedenheit und Glück enorm. Man wird nicht satt, vielmehr ist die Gier nach immer neuen und interessanteren Erlebnissen und Erfolgen immens.

Anders als der depressive Mensch, der sich zurückzieht, seine Wut gegen sich selbst richtet, versucht der narzisstische, sich mit Kampf selbst zu retten. Sein Gegenprogramm lautet: *Ich bin nicht satt geworden, also muss ich mich selbst retten!* Dabei entwickelt er eine gewisse Rücksichtslosigkeit sich selbst und anderen gegenüber.

Das klassische Gegenprogramm des narzisstischen Menschen ist der immer wiederkehrende Versuch, mit Leistung, mit dem Streben nach Macht, nach Erfolg und Anerkennung, die innere Kränkung auszumerzen. Aus dem bisher Gesagten wird deutlich, dass in diesem »immer mehr« keine Erlösung zu finden ist. Im Gegenteil, die innere Unzufriedenheit muss zunehmen.

Der Griff zu Mitteln, die einen rauschhaften Zustand herbeiführen, liegt daher nahe. Besonders Alkohol verschafft dieses Gefühl der inneren Wärme, des sich größer und unverletzlich Fühlens. Gleichzeitig scheint er *das* Mittel gegen die innere Unzufriedenheit und Leere zu sein. Für den narzisstisch gestörten Menschen ist besonders Kokain ein Stoff, der die innere Gefühllosigkeit in faszinierende Euphorie verwandelt. Er glaubt, über sich selbst hinauszuwachsen; die Droge scheint die narzisstischen Bedürfnisse besonders zu befriedigen. Narzisstisch gestörte Menschen erkranken daher oft an einer Sucht, insbesondere dann, wenn Krisen, Erfolglosigkeit oder Beziehungsprobleme eine zusätzliche Belastung darstellen. Für viele kann die Suchtkrankheit – so schmerzhaft und leidvoll, wie sie auch ist – eine Chance sein, die tieferen Hintergründe zu verstehen und an ihrer Persönlichkeit zu arbeiten.

Der Leistungsdruck, dem narzisstische Menschen ausgesetzt sind, wurde durch die elterliche Erwartung, dass das Kind etwas Besonderes sein soll, geschürt. Es entsteht das geheime Programm *Ich muss etwas Besonderes sein.* Nach außen strahlen sie dies auch aus: *Ich bin etwas Besonderes (alle anderen sind weniger wichtig).* Nur Auserwählte sind in der Lage, sie zu verstehen oder auf ihrem Niveau zu leben. So erwarten sie selbstverständlich, dass andere zurücktreten, wenn sie kommen.

Wie bereits erwähnt, wirken diese Menschen merkwürdig unecht. Tief in ihrem Innern empfinden sie Leere und Langeweile. Da es nicht gelang, Liebe zu integrieren, quält sie das geheime Programm *Ich bin wertlos;* dies muss gelöscht werden. Das typische Gegenprogramm ist das Schauspiel der übertriebenen Selbstdarstellung und Selbstverliebtheit. Das innere Defizit soll auf direkte Weise zum Verschwinden gebracht werden, etwa über Bewunderung durch andere. Lob und Anerkennung können narzisstisch gestörte Menschen jedoch nicht wirklich genießen, denn genau in diesem Moment meldet sich das geheime Programm *Ich genüge nicht* mit Vehemenz, und die Betroffenen fühlen: *Ich muss noch besser werden.* Es ist zum Verzweifeln: Alle Anstrengung ist förmlich umsonst. Man verausgabt sich, aber der Lohn bleibt aus, so das Grundgefühl.

Je stärker ein Mensch sich nach außen produzieren muss, desto schwächer ist sein wahres Selbst.

Da sich trotz aller Anstrengung die geheimen Programme nicht löschen lassen, entwickeln diese Menschen Groll und Wut auf sich selbst, auf alles und jeden. Leicht geraten sie in eine narzisstische Verstimmung, die weiter unten beschrieben wird. Sie suchen und finden Opfer, an denen sie ihre Wut auslassen. Oft geraten Partner in die Rolle des »Blitzableiters«, wo sie Abwertung und Erniedrigung erfahren. Auch unterlegene oder vermeintlich unterlegene Mitarbeiter werden leicht Opfer der Aggressionen und nicht selten zu Mobbingopfern.

Auch wenn narzisstisch gestörte Menschen nach außen ein perfektes Bild bieten, sind sie in ihrem Inneren Leidende. Sie sind neidisch auf jeden, dem es besser zu gehen scheint, denn das geheime Programm *Ich bin nicht satt geworden* ist stark. Ein Versuch, die innere Leere zu füllen, ist die Suche nach der perfekten Liebe (Gegenprogramm). In der Realität sind diese Menschen jedoch nicht in der Lage, sich tiefer auf eine Partnerbeziehung einzulassen. Es bleibt bei flüchtigen Beziehungen bzw. ständig wechselnden Partnerschaften. Sollte es zu einer länger andauernden Beziehung kommen, dann mit einem abhängigen Partner, der häufig Opfer von Erniedrigungen wird.

Narzisstisch gestörte Menschen handeln nach dem Motto: *Wenn mir schon nichts geschenkt wurde, muss ich eben selbst dafür sorgen, dass ich etwas bekomme.* Dies macht sie rücksichtslos und mitunter für andere auch gefährlich. Beziehungen sind nur wichtig, wenn sie den eigenen Bedürfnissen dienen. Auch Betrug kommt als Gegenprogramm in Frage.

Menschen mit einer *narzisstischen Persönlichkeitsstörung,* deren Narzissmus also Krankheitswert hat, erleben Kränkung extrem und haben in solchen Fällen das Gefühl, dass ihnen ein Messer in den Bauch gestoßen wird, welches zusätzlich herumgedreht wird. Sie tun alles, um Kritik an ihrer Person zu vermeiden, werden eventuell perfektionistisch oder strahlen eine aggressive Grundhaltung aus, die andere davor zurückschrecken lässt, sie zu kritisieren.

Die Betroffenen sehen die Ursache ihrer Schwierigkeiten in der Regel nicht. Sie spüren in sich einen tiefen Groll auf sich selbst und andere. Hiervon können sie sich lediglich mit irgendwelchen Aktionen oder Tätigkeiten ablenken. Letztlich wird er sich wieder einstellen, insbesondere dann, wenn man ruhig sein könnte. Da Menschen mit einer narzisstischen Persönlichkeitsstörung sich immer weiter im Kreise drehen, wächst ihre Verzweiflung. In der Regel bringt sie dies jedoch nicht dazu, sich Hilfe zu suchen. Das bekannte Muster, sich selbst retten zu müssen, ist zu stark. Eine Psychotherapie nehmen sie beispielsweise erst dann in Anspruch, wenn sie psychisch erkranken, suchtkrank werden und der Arbeitsplatz gefährdet ist bzw. wenn die Partnerbeziehung zu zerbrechen droht.

Die Selbstwertanalyse hilft, die wahren Ursachen zu erkennen. Die Arbeit mit neuen Programmen kann das Leben entscheidend erleichtern und verbessern.

Neue Programme

Schon an anderer Stelle wurde betont, dass man von den Gegenprogrammen abstinent werden sollte. Dies ist zu Beginn für viele nicht einfach, da sie im Überlebenskampf unverzichtbar erscheinen. Die Angst, noch kleiner, wertloser, verwundbarer und hilfloser dazustehen, ist extrem, scheint es doch darum zu gehen, das eigene Leben zu retten.

Der erste Schritt zur Einführung neuer Programme ist immer Aufklärung über die Störung. Dies ist, wie zu erwarten, nicht leicht, da schon geringste Kritik an der eigenen Person zu heftigen Abwehrreaktionen führt. Eine Methode, die einen leichteren Zugang erlaubt, ist die Bibliotherapie. In meinem Buch *Narzissmus. Dem inneren Gefängnis entfliehen* wird die Störung auf nachvollziehbare und einfühlsame Weise erklärt. Die Betroffenen bestimmen beim Lesen selbst, in welchem Tempo sie sich der Aufklärung stellen.

Die wichtigsten neuen Programme lauten:

Ich genüge (mir) immer
Die Selbstwertanalyse hilft, die seelische Dynamik zu verstehen. Auch wenn nach außen immer versucht wurde, ein perfektes Bild zu bieten, ist vor allem das Programm *Ich genüge nicht* dominant und lebensbestimmend. Erkennt man dies, beginnen die Betroffenen zu verstehen, warum sie Erfolge nicht genießen konnten. Die Sucht nach Bewunderung, Anerkennung und Lob wird verstanden. Das neue Programm *Ich genüge (mir) immer* einzurichten bedeutet, den Fokus darauf zu richten, wo man sich selbst genügt. Die Unabhängigkeit von der Bewertung anderer führt zu einem unabhängigen Selbstwertgefühl.

Ich bin etwas Besonderes, weil jeder Mensch etwas Besonderes ist, und dafür brauche ich nichts zu tun
Das starke Bedürfnis, andere ständig übertrumpfen zu müssen, ist anstrengend und macht einsam. Anderen Menschen auf Augenhöhe zu be-

gegnen, ist dagegen entspannend. Dies kann gelingen, wenn das neue Programm *Ich bin etwas Besonderes, weil jeder Mensch etwas Besonderes ist* verinnerlicht wird. Die Übung besteht darin, sich aus dem inneren Gefängnis dadurch zu befreien, dass ein echtes Interesse an den Gefühlen, Sorgen und Nöten von anderen entwickelt wird.

In mir ist alles, was ich brauche
Ein weiteres dominantes geheimes Programm lautet: *Ich bin nicht satt geworden.* Die Gier, das innere Vakuum mit untauglichen Mitteln beseitigen zu wollen, wurde weiter oben beschrieben. Jetzt geht es darum, mit Hilfe des neuen Programms *In mir ist alles, was ich brauche* die inneren Reichtümer zu erkennen. Meditation und Spiritualität sind ein wirksames Mittel gegen Narzissmus.

Vom falschen zum wahren Selbst
Im psychotherapeutischen Gespräch gibt der Therapeut dem Patienten Rückmeldung über seine Wahrnehmung, etwa: *Gerade habe ich Sie authentisch und echt erlebt.* Oder: *Ich glaube, gerade sind Sie wieder in dem »Ich-bin-perfekt-Modus«.* Für letzteren Hinweis muss die therapeutische Beziehung allerdings ausreichend stabil und tragfähig sein. Eine Regel lautet: *Ich verteidige mich nicht.* Damit ist nicht gemeint, anderen immer recht zu geben, sondern den Kampf um das »Rechthaben« aufzugeben. Nicht: Wo hat mein Gegenüber unrecht? Sondern: Wo hat er/sie recht? Die Devise heißt: *Gnädiger mit sich selbst und mit anderen sein.*

Der Umgang mit Kränkung und versteckter Trauer
Warum ist der eine Mensch empfindlich und leichter kränkbar als der andere? Die Antwort ist einfach. Je stärker jemand davon überzeugt ist, nicht zu genügen, desto leichter ist er oder sie zu kränken, auch wenn dies nach außen nicht gezeigt wird. Jede Kritik, ob berechtigt oder nicht, reißt die frühe Wunde wieder auf. Es ist, als würde ätzende Säure hineingeschüttet, was wiederum die typischen Reaktionen in Gang setzt. Der eine wird wütend und weist die Vorwürfe zurück, der andere zeigt seine Wut nicht, sondern bricht innerlich zusammen, der Nächste wird trotzig und will sich nicht korrigieren lassen, noch ein anderer sinnt auf Rache ... Alle diese Reaktionen sind letztlich untauglich, da sie nicht zu einem stärkeren Selbstwertgefühl führen, im Gegenteil, das Problem bleibt oder wird größer. Es sind wieder nur die typischen Gegenprogramme, die aktiviert werden.

Das neue Programm *Ich genüge mir immer, auch wenn ich kritisiert werde* ist die richtige Antwort. Es ist falsch, Kritik grundsätzlich als etwas Negatives zu bewerten. Die Frage muss lauten: *Wo ist Kritik berechtigt? Dient sie meiner Weiterentwicklung? Was sollte ich eventuell ändern?* Wenn die Kritik unberechtigt ist, kann man lernen, sich nicht darüber zu ärgern. Das eigene Wertgefühl bleibt davon unberührt. Es ist immer richtig, dem Kritiker da recht zu geben, wo er recht hat. Dies ist die souveräne Haltung. Ob Kritik kränkt oder konstruktiv verarbeitet wird, liegt allein daran, auf welches innere Programm sie stößt. Ein unabhängiges Selbstwertgefühl lässt sich nur erreichen, wenn die Angst vor Kritik verschwindet. Herr O. formuliert seine neue Haltung so: *Kritik ist für mich eine Herausforderung, die ich gerne annehme; Kritik ist willkommen.*

Narzisstisch gestörte Menschen haben fast immer eine gestörte Beziehung zu mindestens einem Elternteil. Sie hegen starke Wut- und Hassgefühle, weil sie sich zurückgewiesen und ungerecht behandelt fühlten, weil sie nie genügen konnten, weil die Eltern ihnen keine Liebe geben konnten ... Die neue Freiheit wird es dauerhaft jedoch nur dann geben, wenn das Unabhängigwerden von den Eltern gelingt. Dafür ist es notwendig, die Eltern zu verstehen, zu erkennen, dass sie selbst unter destruktiven Programmen zu leiden hatten, was sie unfähig machte, in ausreichendem Maße Zuneigung, Liebe und Wertschätzung zu geben. Hier geht es darum, das Verzeihen zu lernen. Wer nicht verzeiht, bleibt abhängig im Hass, der immer wieder aufkeimt und die Lebensfreude nachhaltig beschädigt.

Echte Trauer ist bei narzisstisch gestörten Menschen blockiert. Wenn ein Ereignis schmerzhaft ist, reagieren sie mit innerer Wut. Sie finden keinen Zugang zu erlösender Trauer. Ein neues Programm lautet daher: *Ich habe ein Recht auf meine Trauer.* Nur der Weg durch den Schmerz führt zu einem Ja und dazu, dass sich eine Wunde schließen kann. In diesem Zusammenhang geht es auch darum, sich für die Not anderer zu öffnen und echtes Mitgefühl zu entwickeln. Die Gefühle anderer genauso wichtig nehmen zu können, wie die eigenen, ist ein Ziel, das zur Liebesfähigkeit führt.

Mit der Bearbeitung der Selbstwertstörungen verändern sich Wertvorstellungen, z. B. die Fixierung auf Erfolg und materielle Werte. Unweigerlich muss die Sinnfrage neu gestellt werden. Siehe dazu auch den Abschnitt »Die Frage nach dem Sinn des Lebens« auf Seite 190.

Die narzisstische Verstimmung

Die narzisstische Verstimmung wird hier im Zusammenhang mit der narzisstischen Persönlichkeit beschrieben, weil sie oft bei diesen Menschen auftritt. Sie ist aber auch bei anderen Persönlichkeitstypen zu beobachten.

Viele Menschen leiden unter Stimmungsschwankungen. Mitunter erscheint es, als kämen diese negativen Stimmungen aus dem Nichts. Von jetzt auf gleich scheint die Stimmung »gekippt« zu sein. Gerade fühlte man sich noch recht wohl in seiner Haut, wenig später sinkt die Stimmung auf den Nullpunkt oder tiefer. Diese »narzisstischen Krisen« sind von den depressiven Krisen zu unterscheiden, wobei sie sich mitunter zu mischen scheinen. Während einer narzisstischen Krise sind die dominanten Gefühle Groll und Wut. Bei der depressiven Verstimmung sind es Traurigkeit, Hoffnungslosigkeit und Freudlosigkeit.

Wie kommt es zu einer narzisstischen Verstimmung?

In der Psychologie ist die Rede von *Konditionierung*. Damit ist gemeint, dass bestimmte Prozesse im Gehirn zunächst eingeübt werden und dann automatisch ablaufen. Wer sich z. B. angewöhnt hat, abends vor dem Fernseher Chips zu essen, wird pünktlich zu dieser Zeit Heißhunger spüren, denn die Bauchspeicheldrüse schüttet entsprechend Insulin aus und erzeugt damit ein Hungergefühl. Jemand, der solch eine Angewohnheit nicht hat, wird zu dieser Zeit nicht hungrig.

Wer sich selbst in Gedanken innerlich fertigmacht, verschlechtert seine Stimmung und sein Körpergefühl. Wer dies immer wieder praktiziert, wird diesen Vorgang konditionieren. Es bedarf dann nur eines winzigen Auslösers, und die schlechte Stimmung sowie das entsprechende Körpergefühl stellen sich ein.

Es gibt eine weitere Quelle, die Ursache für eine narzisstische Verstimmung ist: Die negativen geheimen Programme melden sich besonders dann, wenn Menschen ruhig werden, wenn sie eigentlich entspannen könnten. Das Gefühl, nicht willkommen zu sein, nicht zu genügen, und/oder nicht satt zu werden, zeigt sich genau jetzt in Form von Unzufriedenheit, Wut und Groll. Millionen Menschen können nicht ruhig sitzen, weil ihnen dann das Gefühl zu genügen abhandenkommt. Sie suchen irgendeine Beschäftigung, um sich von dem Gefühl der Unzulänglichkeit zu befreien. Mit etwas Abstand ist zu erkennen, dass ihre Arbeits- und Energieleistung übertrieben und nicht selten selbstschädigend ist.

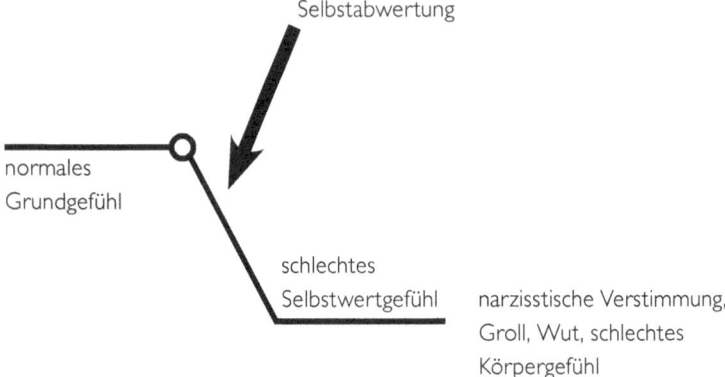

Abbildung: Narzisstische Verstimmung

In der Abbildung wird deutlich, dass das Selbstwertgefühl »kippen« kann. Innerhalb weniger Sekunden kann es sich dramatisch verschlechtern. Menschen geraten in einen Zustand der Verstimmung, der die Lebensfreude nachhaltig verschlechtert. Dieser Zustand kann länger andauern, eventuell mehrere Stunden oder Tage. Wenn sich dieser Vorgang der Selbstabwertung häufig wiederholt, wird er konditioniert, d. h. er wird erlernt. Bald funktioniert er wie auf Knopfdruck. Bei den Betroffenen dauert es nur noch Bruchteile von Sekunden, von einem guten in einen schlechten Gefühlszustand zu kommen. Auslöser sind immer bestimmte Gedanken, die automatisch ablaufen und ein schlechtes Selbstgefühl zur Folge haben. Auslöser können natürlich auch Abwertungen durch andere oder durch Niederlagen sein.

Bei der narzisstischen Verstimmung werden immer mehrere der folgenden Symptome erlebt:
- fühlt sich schlecht; Gefühl der Hoffnungslosigkeit; Selbstvorwürfe; Angst vor weiterem Niedergang; fühlt sich nutzlos; gestresst; fühlt sich unfähig; zornig; wütend; grollend; empfindlich; Grübelzwänge; freudlos; lustlos; sinnlos; pessimistisch; leer; aggressiv; kämpft mit Schuldgefühlen.
- schlechtes Körpergefühl: angespannt; innere Unruhe; gereizt; schlaff; erschöpft; nervös; rastlos; kribbelig; Schlaflosigkeit; ein Kloß im Hals; der Magen verkrampft sich;

Psychische und körperliche Symptome bedingen sich im Sinne eines Teufelskreises. Die Betroffenen können sich selbst schlecht ertragen. Sie werden von ihren Stimmungen mitgerissen:

... *es ist wie etwas, das mich überfällt, gerade ging es mir noch gut, dann fühle mich von jetzt auf gleich schlecht ...*

... *wie eine schwarze Wand, durch die ich gehe, oder wie eine schwarze Wolke, die sich über mich legt ...*

... *als würde ein Schalter umgelegt ...*

Natürlich sind es geheime Programme – in erster Linie *Ich genüge nicht; ich bin wertlos; ich bin nicht satt geworden –*, die für diese Prozesse verantwortlich sind. Die wahren Ursachen für eine Verstimmung im Hier und Jetzt sind in der Vergangenheit zu suchen und haben oft mit der aktuellen Lebenssituation gar nichts zu tun.

Bei Menschen mit einer *narzisstischen Persönlichkeitsstörung,* also dem *krankheitswertigen Narzissmus,* kann diese Verstimmung sich verselbstständigen und von Dauer sein. Sie spüren dann permanent Groll, mal auf sich selbst, dann wieder auf andere oder auf bestimmte Umstände. Sie können ihren Groll nicht mehr kontrollieren. Für ihre Mitmenschen sind sie mitunter oder auch dauerhaft schwer zu ertragen. Sie befinden sich in einer permanenten Stresssituation.

Narzisstisch gestörte Menschen versuchen, sich darüber einen Kick zu verschaffen, dass sie andere erniedrigen, und so wird oft der Partner Opfer massiver Abwertungen. Sie versuchen, damit von ihrem eigenen geheimen Programm *Ich genüge nicht* abzulenken. Mit traumwandlerischer Sicherheit finden sie ihre Opfer, nämlich die Selbstunsicheren, die mit ihrem abhängigen Selbstwertgefühl stark auf Kritik und Abwertungen reagieren. In sadistischer Manier weiden narzisstisch gestörte Menschen sich am Leid des Gegenübers.

Das eigentliche Problem wird dadurch jedoch nicht gelöst. So als brauche man diesen Kick immer wieder, entwickeln sich Teufelskreise, die für alle Beteiligten fatal sind. Das typische Mobbing in einer Arbeitsgruppe geht fast immer von einem Menschen mit einer narzisstischen Störung aus. Andere, die sich am Mobbing beteiligen, haben selbst Angst, Mobbingopfer zu werden, oder lassen sich davon infizieren, sich so einen Kick zu verschaffen. Sie sind willige Parteigänger, die das System stützen.

Herr F. hatte in seiner Wohnung eine sogenannte Wut- und Depressionscouch. Immer wenn er sich darauf zurückzog, versank er in düsteren Gedanken, Groll und üblen Grübeleien. Er war von seinen geheimen Programmen, nicht zu genügen, schuldig zu sein und nicht satt zu werden, gesteuert. Ihm wurde empfohlen, dieses Möbelstück aus seiner Wohnung zu entfernen. Auch wenn er sich vornahm, diese trüben Gedanken nicht zu pflegen, war die Konditionierung so stark, dass er sich gegenüber seinen negativen Gefühlen hilflos fühlte.

Nicht selten gibt es im Innern des Menschen Dinge, die stärker sind als er selbst. Der Kampf dagegen wird immer wieder verloren und die Alternative muss lauten: Lieber gar nicht erst anfangen zu kämpfen! Denn wird der Kampf erneut verloren, führt dies unweigerlich zu einer Verstärkung der Konditionierung und der geheimen Programme.

Immer wenn ich bei meinen Eltern bin, fühle ich mich schlecht. Ich kann mich gegen die Vorhaltungen und Abwertungen nicht abgrenzen. Selbstabwertungen oder Abwertung durch andere sind die Ursache dafür, dass das Selbstwertgefühl in den Keller rutscht. Die Kunst, dies zu vermeiden, ist die tägliche Übung im Hier und Jetzt. Es gilt, von Selbstabwertungen abstinent zu werden, da es hierfür keinen Grund geben kann. Auch wenn man Fehler macht, ist dies kein Grund zur Selbstabwertung. Menschen mit einem stabilen Selbstwertgefühl zeichnen sich dadurch aus, dass sie sich selbst nicht abwerten. Besonders diejenigen, die sich in der Vergangenheit häufig abgewertet haben und bei denen eine entsprechende Konditionierung hin zu einer Verstimmung stattgefunden hat, sollten auf diese Abstinenz achten.

Die neuen Programme helfen, abstinent zu bleiben. Sie sind das Instrument, das aus der Selbstabwertung herausführt und sie beendet. *Ich genüge immer, auch wenn ich mich gerade nicht gut fühle* – je stärker an dieses neue Programm geglaubt werden kann, desto schneller wird die Verstimmung beendet sein.

Um aus einer narzisstischen Verstimmung herauszukommen, eignet sich übrigens jede Form von Ablenkung, insbesondere die oben beschriebenen Skills.

Narzisstischer Missbrauch

Die Probleme, die Eltern mit ihrem eigenen Selbstwertgefühl haben, spiegeln sich in ihrem Verhalten wider. Eine häufige Form des emotionalen Missbrauchs ist der sogenannte narzisstische Missbrauch. Unausweichlich dringen die Probleme der Eltern in die Seele ihrer Kinder ein. Haben sie selbst Schwierigkeiten mit ihrem Selbstwertgefühl, wird dies an die Kinder »weitergegeben«. Eltern mit starken Minderwertigkeitsgefühlen geraten leicht in eine typische Falle. Sie versuchen, ihr Selbstwertgefühl über die Leistungen ihres Kindes zu stärken. Früh werden die Kinder dazu gebracht, gute und beste Leistungen zu erbringen, damit die Eltern sich damit brüsten können. »Wenn es mir selbst nicht möglich war, etwas Besonderes zu erreichen, so soll wenigstens mein Kind etwas Besonderes werden.« Im Vordergrund steht das Bedürfnis der Eltern oder eines Elternteils nach Anerkennung. Die wahren Bedürfnisse des Kindes werden ignoriert. Vor allem aber werden diese Kinder nie das Gefühl entwickeln, dass sie ihren Eltern genügen, da sie immer noch besser sein könnten.

Selbstverständlich kann niemand sein Selbstwertproblem lösen, indem er sein Kind zu Höchstleistungen antreibt. Wenn dieser Weg jedoch einmal eingeschlagen wurde, kann er nur schwerlich verlassen werden. Als habe das Leben nur das eine Ziel, eine erfolgreiche Tochter oder einen erfolgreichen Sohn zu haben, drehen sich bei vielen Menschen die Gedanken hauptsächlich um dieses Thema.

Selbst wenn Kinder die hochgesteckten Ziele erreichen, bleibt in vielen Fällen die Abhängigkeit, da man immer bemüht ist und war, den Erwartungen der Eltern zu genügen. Wo aber bleiben die eigenen Erwartungen und Planungen im Leben? Vielen wird erst im späteren Erwachsenenalter bewusst, dass sie ein völlig fremdbestimmtes Leben geführt haben. Oft ist es dann zu spät für einen Neuanfang, weil viele Verpflichtungen binden. Mit Phantasie und Mut sind Veränderungen jedoch immer möglich.

Manche Kinder reagieren mit Trotz auf die Forderungen der Eltern. Sie spüren, dass es nicht um sie selbst geht, sondern um die egoistischen Bedürfnisse der Eltern. Sie verweigern die Leistung und sabotieren den eigenen Erfolg. Nach dem Motto: *Wenn ich sowieso nicht genüge, dann kann ich auch gründlich versagen.* Sie provozieren mit auffälligem Verhalten, und selten wird verstanden, dass sie lediglich darum kämpfen, um ihrer selbst willen geliebt zu werden. Das Programm *Ich genüge nicht* zieht sich in beiden Fällen wie ein roter Faden durchs Leben.

Es gibt eine weitere Form des emotionalen Missbrauchs: Eltern mit schwachem Selbstwertgefühl tendieren mitunter dazu, ihre Frustration über die eigenen Unzulänglichkeiten an ihrem Kind abzureagieren. Das Kind ist »Blitzableiter«, wird häufig völlig zu Unrecht beschimpft oder niedergemacht. Unweigerlich führt dies zu Gefühlen von Wertlosigkeit. *Ich bin wertlos (weil man sich an mir abreagieren kann).* Diese frühen Erfahrungen führen im weiteren Leben nicht selten zu masochistischen Tendenzen. Unbewusst wird die Rolle des Sündenbocks in sozialen Gruppen wieder eingenommen. Diese Menschen durften nie lernen, sich erfolgreich zu wehren.

Zusammenfassung

Die Behandlung der narzisstischen Störung ist zu Beginn meist schwierig, weil den Betroffenen keine Krankheitseinsicht möglich ist. Ein wichtiger Schritt ist daher Aufklärung, die mit Hilfe der Selbstwertanalyse durchgeführt werden kann. Erst wenn die Probleme verstanden werden, lassen sich neue Verhaltensweisen entwickeln. Der Weg führt vom falschen Selbst zum wahren Selbst. Insbesondere Trauer und Schmerz werden jetzt als Gefühle zugelassen, gelebt und akzeptiert. Auch bei dieser Störung geht es um die Entwicklung eines unabhängigen Selbstwertgefühls. Die Betroffenen lernen, sich in der Partnerschaft und in anderen Beziehungen auf Augenhöhe zu begegnen.

Tabelle 2: Selbstwertanalyse der narzisstischen Persönlichkeit

Geheime Programme	Gegenprogramme	Neue Programme	Neues Verhalten
• Ich genüge nicht. • Ich bin ein Verlierer. • Ich muss immer stark sein und darf keine Schwächen zeigen. • Ich bin wertlos. • Ich muss etwas Besonderes sein; ich bin etwas Besseres. • Ich muss alles alleine schaffen. • Ich bin nicht satt geworden.	• Leistung, • Streben nach Anerkennung, • Streben nach Macht, • Intrigen, • andere für persönliche Fehler verantwortlich machen, • Einschüchterung, • rücksichtslos egoistisch sein, • andere für die eigenen Bedürfnisse einspannen, • Maske, Arroganz, Zynismus, • inneren Groll und Unzufriedenheit pflegen, • Neid, • Selbstzweifel pflegen, • Tagträume, • Alkohol, Drogen (Kokain), • Betrug, • Spielen, • wechselnde Beziehungen, • abhängige Beziehungen.	• Ich genüge immer. • Ich bin wertvoll. • Ich darf mir helfen lassen. • Ich bin etwas Besonderes (weil jeder Mensch etwas Besonderes ist, und dafür brauche ich nichts zu tun). • Ich bin gleichwertig. • In mir ist alles, was ich brauche. • Ich bin ein liebenswerter Mann / eine liebenswerte Frau. • Ich bin ein Gewinner (weil ich zu kämpfen aufgehört habe). • Ich habe ein Recht auf meine Trauer.	• Ich lenke meine Aufmerksamkeit dahin, wo ich genüge. • Ich lenke meine Aufmerksamkeit auf das, was ich habe. • Ich arbeite an einem unabhängigen Selbstwertgefühl. • Ich lobe mich selbst, wenn ich es verdient habe. • Ich begreife Kritik als Chance. • Ich verzeihe meinen Eltern. • Ich lenke meine Aufmerksamkeit auf meine Gefühle. • Ich lenke meine Aufmerksamkeit auf die Not anderer. • Ich spreche über meine Trauer; ich suche Hilfe; ich lasse Trost zu. • Ich zeige Dankbarkeit. • Wenn ich unrecht habe, gebe ich dies sofort zu. • Ich schenke Zuneigung. • Ich widme mich der Meditation. • Ich stelle mich der Sinnfrage.

Die abhängige Persönlichkeit

Der Begriff »Abhängigkeit« wird in der Regel mit etwas Negativem in Verbindung gebracht. Wer möchte schon abhängig sein, dann fühlt man sich doch klein und schwach? Vielfach ist Abhängigkeit jedoch etwas Positives. Sich beispielsweise auf eine Partnerbeziehung wirklich einzulassen, bedeutet auch, sich abhängig und verletzbar zu machen. Wer sich verliebt, ist darauf angewiesen, dass die Liebe erwidert wird, andernfalls stürzt der oder die Verliebte in tiefen Schmerz. Ohne Abhängigkeit ist gelungene Beziehung nicht möglich. Sich auf konstruktive Weise abhängig zu machen, ist eine Kunst; es bedeutet, in gewisser Weise abhängig zu sein – und gleichzeitig unabhängig zu bleiben. Beziehung bedeutet eben nicht, sich dem Partner unterwerfen oder ihn dominieren zu müssen. Sich bewusst und tief auf eine Beziehung einlassen zu können, setzt voraus, dass eine gewisse emotionale Eigenständigkeit erreicht wurde.

Unbewusst tragen viele Menschen ihr Abhängigkeitsproblem aus der Kindheit in ihre Beziehungen. Hier werden die ursprünglichen Probleme auf einer anderen Bühne, in einer anderen Kulisse und mit anderen Schauspielern reinszeniert, leider oft mit dem gleichen Ergebnis: Das Drama bleibt Drama, eine Lösung wird nicht gefunden. Dabei sind Leid und Schmerz lediglich ein notwendiges Signal dafür, dass etwas nicht stimmt. Es gilt, das Problem tiefer zu verstehen und zu bearbeiten.

Emotionale Abhängigkeit gibt es in Form von absoluter Hörigkeit bis hin zu Formen, die das Leben nicht beeinträchtigen, sondern beglücken. Wenn die Rede von einer abhängigen Persönlichkeitsstruktur ist, dann ist der abhängige Aspekt überbetont, d. h. jemand verhält sich insgesamt zu abhängig. Hierzu einige Äußerungen von Betroffenen:

- *Ich tue viel für andere, ich lasse mich leicht ausnutzen, ich kann schlecht Nein sagen.*
- *Ich habe Angst vor Konflikten.*
- *Ich habe Angst alleine nicht zurechtzukommen, ich kann nicht alleine sein.*
- *Ich schaue immer nur darauf, dass es meinem Partner gut geht; ich kann nicht ertragen, wenn er unzufrieden mit mir ist. Ich darf keine Fehler machen, damit ich die Beziehung nicht gefährde.*

Von einer abhängigen Persönlichkeitsstörung – die Krankheitswert hat – ist dann die Rede, wenn die Probleme dauerhaft und umfassend sind.

Auf den ersten Blick haben die narzisstische und die abhängige Persönlichkeit wenig miteinander zu tun. Sie scheinen sich diametral gegenüberzustehen. Während der narzisstisch gestörte Mensch sich nicht tiefer auf eine Beziehung einlassen kann, gelingt es dem Menschen mit einer abhängigen Persönlichkeit nicht, sich in einer Beziehung genügend abzugrenzen und ein eigenständiges Leben zu führen. Bei differenzierter Betrachtung kann man aber entscheidende Gemeinsamkeiten beobachten. Bei beiden Persönlichkeitsstrukturen handelt es sich um eine Störung der Selbstwertentwicklung und des Selbstwertgefühls. Bei beiden fällt eine leichte Kränkbarkeit auf, und wird die innerseelische Welt beobachtet, zeigen sich bei beiden Strukturen Größenphantasien. Oft finden sich narzisstische und abhängige Persönlichkeiten in Partnerbeziehungen wieder, die unglücklich verlaufen müssen. Dies wird im weiteren Verlauf noch genauer untersucht.

Geheime Programme und Gegenprogramme

Im Grimm'schen Märchen *Die Gänsemagd* spiegelt sich die abhängige Persönlichkeitsstörung wider.[6] Erstaunlicherweise findet sich in diesem Märchen ein Eisenofen, so wie im Märchen *Der Eisenofen,* welches die narzisstische Persönlichkeitsstörung behandelt. Dort muss der eingesperrte Königssohn den Eisenofen unbedingt verlassen, um erlöst zu werden. Im Märchen *Die Gänsemagd* muss die Königstochter hingegen in den Eisenofen hinein, damit der notwendige Transformationsprozess stattfinden kann. Wie so oft ist bereits im ersten Satz dieses Märchens das zugrunde liegende Drama vollständig enthalten: *Es lebte einmal eine alte Königin, der war ihr Gemahl schon lange gestorben und sie hatte eine schöne Tochter.* Gespiegelt wird eine Form des emotionalen Missbrauchs, die häufig die Entwicklung einer abhängigen Persönlichkeitsstruktur bzw. eine abhängige Persönlichkeitsstörung verursacht.

Unweigerlich gerät die schöne Königstochter in eine bestimmte Rolle: Sie wird zum Partnerersatz für die alte Königin. Die hieraus resultierenden Nachteile für die Persönlichkeitsentwicklung und das Selbstwertgefühl werden im Märchen eindrucksvoll sichtbar:

Die alte Königin steht für eine stolze Frau, die ohne Partner lebt. Er ist schon lange gestorben, heißt es im Märchen; das bedeutet jedoch nicht unweigerlich, dass er tot ist. Vorstellbar ist auch, dass die Liebe gestorben ist, dass es zu einer Scheidung kam, der Vater aus anderen Gründen nicht oft anwesend war. Jedenfalls wäre die alte Königin einsam, hätte sie nicht eine Tochter. Ihr gilt all ihre Liebe, und die alte Königin geht in ihrer Mutterrolle förmlich auf. Dass hier ein tiefgreifendes Problem besteht, ist zunächst nicht offensichtlich. Im Gegenteil, wenn sich eine Mutter aufopferungsvoll um ihr Kind kümmert, wird dies positiv bewertet.

Mit etwas Abstand ist jedoch zu erkennen, dass die Tochter auch die Probleme der Mutter lösen soll, sie wird zum Partnerersatz. Kinder, die in diese Rolle geraten, erfahren in ihren frühen Lebensjahren ein Übermaß an Aufmerksamkeit. Häufig werden sie verwöhnt, viel zu früh werden sie zu erwachsenen Gesprächspartnern, mit denen alle Probleme besprochen werden. Die Bindung zwischen Elternteil und Kind ist viel zu eng.

Die Botschaft der Mutter lautet: *Ich bin immer für dich da, ich lebe nur für dich.* Dafür ist jedoch ein Preis zu zahlen, denn die geheime Forderung an die Tochter (oder den Sohn) lautet: *Du musst immer für mich da sein; so wie ich dafür sorge, dass es dir gut geht, erwarte ich dies auch umgekehrt!* Es entsteht ein für abhängige Persönlichkeiten typisches geheimes Programm: *Ich muss mich anpassen und die Erwartungen anderer erfüllen.*

Eine Tochter oder ein Sohn kann den Partner aber nie wirklich ersetzen. Einsamkeit, Sinnlosigkeit, Unfähigkeit zu partnerschaftlicher Liebe kann ein Kind nicht auflösen. Seine Anwesenheit kann die innere Not lediglich lindern. Bei emotionaler Ausbeutung eines Menschen spricht man von emotionalem Missbrauch. Die Mutter – im Märchen die Königin – vermisst partnerschaftliche Liebe und versucht diese Not auszugleichen, indem sie ihr Kind »klammert«. Für die Mutter wird ihr Kind zum typischen »Gegenprogramm«. Wie weiter oben beschrieben, entwickeln Gegenprogramme (leicht) süchtigen Charakter. Weil die Tochter die Mutter nicht wirklich zufriedenstellen kann, wird die Mutter mehr von ihr fordern, immer mehr. Unweigerlich wird sie die Tochter für ihre Unzufriedenheit verantwortlich machen: *Du bist schuld, wenn es mir nicht gut geht;* und unweigerlich schürt sie dadurch die geheimen Programme: *Ich bin schuldig* und *Ich genüge nicht.*

Vor dem Hintergrund ihrer eigenen Not ist die Mutter unfähig, ihre Tochter in die Unabhängigkeit zu begleiten. Tatsächlich erscheinen solche Mütter zwiespältig. Einerseits wollen sie nur für ihr Kind da sein, wollen »sein Bestes«, nehmen ihm aber gleichzeitig die Luft zum Atmen und können es nicht in die Unabhängigkeit und Eigenständigkeit entlassen (wer gibt schon freiwillig den Partner ab?). Menschen, die in der Partnerersatzrolle aufwachsen mussten, leben in dieser Zwiespältigkeit. Es wird ihnen vermittelt, dass sich jemand für sie opferte, eigene Bedürfnisse immer hintenanstellte. Sie spüren, dass daraus aber gleichzeitig ein Recht abgeleitet wird, ihr Leben zu dominieren *(Ich bin deine Mutter, du wirst immer mein Kind bleiben)*. Eine eigene Meinung würde die Symbiose in Gefahr bringen. Man hat nicht den Mut, sich gegen die dominante Mutter (den dominanten Vater) zu wehren oder wirklich durchzusetzen. So landen Menschen immer wieder in der Überanpassung und fühlen sich hilflos und abhängig. Tatsächlich fehlen ihnen auch in vielen anderen Lebenslagen Kraft und Durchsetzungsfähigkeit.

Um die abhängige Persönlichkeitsstruktur zu verstehen, ist es notwendig, den gesamten Entwicklungsprozess zu sehen. Die geheimen Programme wurden wie üblich schon sehr früh installiert.

Das stärkste Mittel, um Gefügigkeit herzustellen, ist das Erzeugen von Schuldgefühlen *(Du bist undankbar, was habe ich nicht alles für dich getan?)* und Angst *(Alleine kommst du überhaupt nicht zurecht!)*. Die Angst vor Liebesentzug zwang schon früh zur Anpassung. Der eigene Wille wurde nicht gefördert, sondern eher gebrochen und immer wieder untergraben. Letztlich bestimmte immer die Mutter (oder der Vater), was richtig ist. Man durfte der eigenen Meinung, der eigenen Wahrnehmung nicht trauen. Menschen mit einer abhängigen Persönlichkeit wissen häufig nicht, was sie selbst wollen. Für sie ist es einfacher, sich den Erwartungen anderer anzupassen.

Im Märchen bleibt der Königstochter nur die Rolle der Gänsemagd. Damit ist sie getrennt von ihrer eigentlichen Identität, ihrer eigentlichen Bestimmung. Sie fühlt sich um ihr Glück betrogen und leidet zunächst ohne Hoffnung auf Erlösung. Wenn sie ihr Schicksal beklagt, ruft sie nach der Mutter: *Wenn das meine Mutter wüsste, ihr Herz würde ihr zerspringen.* Sie sehnt sich zurück in die unbeschwerte Zeit, als alles noch so einfach war, als sie sich als kleines Kind nur anpassen musste, und alles war in Ordnung. Diese Zeit ist jedoch vorüber und kommt nicht wieder. Jetzt zeigt sich, dass sie all die Dinge, die für eine erwachsene Persönlichkeit erforderlich sind, nicht lernen durfte: Es fehlt ihr die Fähigkeit, sich durchzusetzen, eigene Entscheidungen zu treffen, sich angemessen zu wehren, das eigene Leben planvoll zu gestalten usw. Die geheimen Programme fesseln sie an die Mutter. Da sie glaubt, die Lösung müsse von außen kommen, scheint ihre Lage zunächst hoffnungslos.

Wie schon angedeutet, können auch Söhne in die Rolle des Partnerersatzes geraten. Eine symbiotische Beziehung zwischen Mutter und Sohn ist häufig. Leider tendieren viele Mütter immer noch dazu, Söhne mehr wertzuschätzen als Töchter. Eine Tochter leidet dann darunter, dass der Bruder von der Mutter ständig bevorzugt wird. Sie fühlt sich zurückgesetzt und entwickelt oft das geheime Programm *Ich bin zu kurz gekommen*. Sie spürt, dass sie in den Augen der Mutter weniger wert ist, und ist neidisch auf ihren Bruder. Ihr Selbstwertgefühl ist gestört, da sie auch die Programme *Ich genüge nicht* und *Ich bin wertlos* verinnerlichte.

Nicht selten entwickeln Söhne, die als Partnerersatz missbraucht wurden, eine narzisstische Persönlichkeit. Sie folgen den Vorgaben der Mutter, die ihnen vermittelt und von ihnen erwartet, etwas Besonderes zu sein. Dabei können viele den hohen Erwartungen nicht gerecht werden und geraten in den Teufelskreis des Scheiterns.

Das Problem der Mutter spiegelt sich wiederum in der Persönlichkeit des Sohnes wider: Aus *Du genügst mir nicht* wird: *Ich genüge mir nicht*. Aus: *Du musst etwas Besonderes sein* wird: *Ich muss etwas Besonderes sein*. Obwohl sich die abhängige und die narzisstische Störung diametral gegenüberstehen, ist oft zu beobachten, dass es einem Sohn in der Partnerersatzrolle offensichtlich möglich ist, abwechselnd den narzisstischen und den abhängigen Modus zu leben.

Der Sohn entwickelt ähnliche Probleme, wie wir sie bei der Beschreibung der Gänsemagd gefunden haben. Er kann die Mutter nicht zufriedenstellen, da ein Sohn den Partner eben nicht tatsächlich ersetzen kann. Er ist nur ein schlechter Ersatz, und bewusst und unbewusst wird er dies spüren. Er wird sich schuldig fühlen, zumal die Mutter darüber hinaus häufig mit dem Erzeugen von Schuldgefühlen operiert.

Ähnlich häufig ist die Tochter Partnerinersatz für den Vater. Dabei baut sich zwischen Vater und Tochter oft eine erotische Spannung auf und die Beziehung wird sexualisiert. Nicht selten ist die Mutter eifersüchtig auf die eigene Tochter. Da die Mutter ihre Neid- und Eifersuchtsgefühle nicht offen zum Ausdruck bringen kann, wird sie dies indirekt tun, indem sie die Tochter z. B. abwertet, sie mit Strenge bestraft, häufig mit ihr streitet usw. Dies führt zu einer destruktiven Spannung, die das Selbstwertgefühl der Tochter tangiert. Der wahre Grund für das Verhalten der Mutter wird von der Tochter meist nicht verstanden. Ihre geheimen Programme lauten: *Ich genüge nicht; ich bin zu kurz gekommen.* So-

sehr sie sich auch anstrengt, bleibt das innere Bild von ihren Eltern gespalten: *Ich habe einen lieben Vater und eine böse Mutter.*
Leider ist diese Beziehungsstörung unendlich häufig anzutreffen. Die ablehnende Haltung der Mutter verursacht die typischen geheimen Programme, etwa: *Ich genüge nicht; ich bin schlecht; ich bin schuldig; ich bin zu kurz gekommen.* Die Tochter kann sich nicht mit ihrer Mutter identifizieren. Sie lehnt sie ab und will nicht so sein wie die Mutter. Unbewusst führt dies in vielen Fällen zu Selbstablehnung, denn ob die Tochter will oder nicht, sie wird ihrer Mutter in verschiedenen Eigenschaften ähnlich sein. Dies jedoch wird sie nicht wahrhaben wollen und eigene negative Persönlichkeitsanteile verleugnen. So bleibt sie unreif und egozentrisch.

Zu wenig positive Aufmerksamkeit und Zuwendung von der Mutter bekommen zu haben, führt immer zu dem geheimen Programm: *Ich bin zu kurz gekommen.*

Der Vater verwöhnt die Tochter übermäßig, löst möglichst alle ihre Konflikte und trägt so dazu bei, dass die Tochter unselbstständig und abhängig bleibt. Ein geheimes Programm lautet dann auch: *Ich will Kind bleiben.* Der Vater ist in der Retterrolle; überlegen und stark ist er der Held, demgegenüber man sich klein fühlen muss.

Damit neue Programme installiert werden können, ist es wichtig, die emotionale Ausbeutung verstanden zu haben. Ein neues Programm heißt: *Ich komme alleine zurecht, ich bin eine erwachsene Frau.* Dies bedeutet allerdings, sich nicht mehr auf die Hilfe des Vaters zu verlassen bzw. diese möglichst nicht mehr in Anspruch zu nehmen. Es gilt, die eigenen Kräfte zu entwickeln. Dies setzt voraus, dass man sich dieser Aufgabe wirklich stellen will.

Eine andere Variante ist der hilflose Vater (oder auch die hilflose Mutter), der die Tochter immer wieder in die Helferrolle bringt. Die Rollen sind insofern vertauscht, als dass die Tochter die Elternrolle für den Vater übernimmt. Oft spielt dieser die Hilflosigkeit perfekt und erzwingt so Zuwendung und Aufmerksamkeit.

Ein solches Muster entsteht bereits früh in der Kindheit, es bringt die Tochter in Abhängigkeit; zwangsweise entwickelt sie eine Helferstruktur. Ihr geheimes Programm lautet: *Ich muss helfen, ich bin zuständig, ich trage die Verantwortung.*

Wie immer gilt auch hier, dass die Art und Weise, wie Liebe gelebt wird, in der Beziehung zu den Eltern gelernt wird. Für die Tochter heißt dies, dass Lieben *Helfen* bedeutet. Ein weiteres geheimes Programm lautet: *Um geliebt zu werden, muss ich viel tun.* Helfen wird zum Gegenprogramm, mit dem Ergebnis, dass diese Menschen oft Ausbeutung erfahren. Besonders in Partnerbeziehungen wird dies dann leidvoll erlebt. Als Partner kommen immer nur hilflose, unselbstständige und problembeladene Menschen in Frage, die man retten muss.

Seltener entwickelt sich eine Symbiose zwischen Vater und Sohn. Mitunter versucht ein Vater, der selbst zu wenig elterliche Liebe erfahren hat, dies mit Hilfe seines Kindes zu kompensieren. Er will ihm jetzt alles geben, was er selbst so schmerzlich vermissen musste und was sein Kind vermeintlich glücklich macht. So bindet er sein Kind viel zu eng an sich; und aus der Distanz betrachtet ist zu erkennen, dass die innere Not des Vaters so nicht wirklich bearbeitet wird. Sein geheimes Programm *Ich bin zu kurz gekommen* bleibt. Er befindet sich in der Falle eines Gegenprogramms. Sein Motto lautet: *Ich werde glücklich, wenn mein Kind glücklich ist.* Unweigerlich entsteht eine symbiotische Beziehung. Intuitiv wird das Kind die wahre Not des Vaters spüren und sich dafür seinerseits verantwortlich fühlen.

Diese schädliche Beziehungsdynamik wird von Menschen mit einer abhängigen Persönlichkeit meist nicht verstanden.

Neue Programme – neues Verhalten

In der Therapie gilt es zunächst, die destruktiven Abhängigkeitsmuster zu erkennen: Die Mutter oder der Vater lebt auf Kosten ihres (erwachsenen) Kindes. Die Gedanken kreisen ständig um den Sohn oder die Tochter. Sonstige Beziehungen sind oft nur oberflächlicher Natur, oft es gibt keine Hobbys oder sinnvollen Aufgaben. Nach dem Motto *Ich will nur dein Bestes* (in Wirklichkeit *Ich will nur mein Bestes*) geben sich die Eltern die Legitimation, in das Leben ihres Kindes hineinzuregieren.

Das bisherige Leben funktionierte nach dem Muster der Abhängigkeit; die Bindung war viel zu eng. Ein neues Programm muss demzufolge lauten: *Ich bin nicht zuständig.* Es gilt, den Blick dafür zu schärfen, wo dies tatsächlich so ist. Zuständig ist man nur für das eigene Leben. Menschen mit einer abhängigen Persönlichkeit fällt es schwer, dies zu erkennen. Entweder sie erklären sich selbst für zuständig oder lassen sich immer wieder in Zuständigkeiten und Verantwortung hineinmanipulieren.

Häufig breitet sich bei erwachsenen Töchtern oder Söhnen das abhängige Verhalten auf die unterschiedlichen Lebensbereiche aus; es »generalisiert« sich. Dies zeigt sich auch auf der Arbeitsstelle, in der Partnerbeziehung, im Freundeskreis etc. Meist ist es erschreckend zu sehen, wie wenig ein selbstbestimmtes Leben möglich war. So wurden etwa unliebsame Arbeiten oder Arbeitszeiten in Kauf genommen, weil man nicht Nein sagen kann. Man hat sich bisher nicht als gleichwertig erleben dürfen, daher lautet ein neues Programm: *Ich bin gleichwertig*. Daraus leitet sich eine neue Handlungsweise ab, nämlich, sich auch gleichwertig zu verhalten, anderen auf Augenhöhe zu begegnen und unberechtigte Forderungen zurückzuweisen.

Das neue Programm *Ich genüge immer* kann hier entscheidend weiterhelfen:
- *Ich genüge, auch wenn ich darauf bestehe, nicht zuständig zu sein;*
- *ich genüge, auch wenn ich auf Gleichwertigkeit bestehe und mich nicht mehr manipulieren lasse;*
- *ich genüge, auch wenn ich meine Meinung sage …*

Die neuen Programme machen vor allem mutiger. Sie mobilisieren innere Kräfte, die bisher verborgen blieben. Wer nicht lernen durfte, sich zu wehren, wird dies üben müssen. Zu Beginn kann es passieren, dass man sich zu heftig wehrt, da die Gefahr des Überschießens besteht. Dies wird sich mit fortschreitender Übung korrigieren.

Verhaltensweisen, die sich über Jahre und Jahrzehnte in die Persönlichkeit integriert haben, lassen sich nicht so leicht ändern. Daher fällt es besonders zu Beginn der Übungen schwer, ein neues Programm zu installieren. Die Betroffenen müssen mit Schuldgefühlen rechnen; sie stellen sich automatisch ein und animieren zur Anpassung. Gibt man ihnen nach, stellt sich zwar Erleichterung ein, gleichzeitig jedoch entsteht Unzufriedenheit darüber, dass man sich wieder angepasst hat und auf etwas einließ, das man nicht mehr wollte. Oft ist psychotherapeutische Unterstützung hilfreich und notwendig.

Mit Hilfe der Selbstwertanalyse wird verstanden, dass eine Lösung nur von innen kommen kann. Die Erwartung, dass sich die Probleme von selbst lösen, weil das Gegenüber etwa die Ausbeutung als Fehlverhalten einsieht und sein Verhalten ändert oder weil jemand, der einen bedrängt hat, stirbt, ist unrealistisch. Nur neue Programme und neue Verhaltensweisen führen zu einer Veränderung des Selbstwertgefühls.

Selbstwertanalyse

Wenn Menschen mit einer abhängigen Persönlichkeitsstruktur ihre Selbstwertanalyse vornehmen, stellt sich, wie immer, zunächst die Frage: *War ich willkommen?* Manche können dies klar mit Ja beantworten. In vielen Fällen ist dies jedoch nicht eindeutig:

- *Meine Mutter wurde ungewollt schwanger;*
- *mein Vater hat sich nie um mich gekümmert, ich kenne ihn gar nicht;*
- *ich wurde während der ersten Lebensjahre von meinen Großeltern erzogen, weil meine Mutter keine Zeit hatte ...*

So oder so ähnlich lauten häufige Antworten; sie sind Hinweise auf frühe Zurückweisungen. Unerwünscht zu sein verschärft die Problematik in vielen Fällen dramatisch. Meist wird das Kind allein wegen seiner Existenz für schuldig erklärt und bestraft: *Du bist schuld, dass ich keine berufliche Karriere machen konnte; dass ich keinen Partner habe; dass ich mit diesem Partner zusammenleben muss ...* Dies sind schwere Kränkungen und Anschuldigungen, die das Selbstwertgefühl nachhaltig verletzen. Das zugrunde liegende geheime Programm lautet: *Ich bin ein Störfaktor; ich bin eine Last.* Genauer wurde dieses Programm bereits in dem Kapitel über die depressive Persönlichkeitsstruktur beschrieben.

Der Psychoanalytiker Sandor Ferenczi beschreibt dies als »Terror des Leids«. Das Leid der Mutter oder des Vaters wird dem Kind förmlich übergestülpt; man macht es dafür verantwortlich. Immer wenn jemand versucht, sich dadurch zu entlasten, dass er Frustration und Ärger auf sein Kind projiziert, liegt eine Form des emotionalen Missbrauchs vor. Selbstverständlich wirkt sich dies in Form destruktiver Programme auf die Seele eines Kindes aus.

Sich nicht willkommen zu fühlen, sich wie eine Last zu erleben, hat oft zur Folge, dass man versucht, »auf Zehenspitzen zu leben«. Das typische Gegenprogramm ist Anpassung. Man findet sich in der Rolle der Gänsemagd oder in der Rolle des Aschenputtels wieder. Man scheint nur für die Bedürfnisse anderer zu leben. Die eigene Existenzberechtigung soll damit verdient werden, dass man viel für andere tut.

> Herr G. ist glücklich, wenn Wünsche an ihn herangetragen werden. Er scheint für alle da zu sein. Seine handwerklichen Fähigkeiten sind überall gefragt: bei Nachbarn, Freunden, Arbeitskollegen ... Mit seiner Partnerin liegt er im Dauerstreit, da sie sieht, wie sehr er sie und die eigenen häuslichen Notwendigkeiten ver-

nachlässigt. Herr G. ist jedoch unfähig sich abzugrenzen, Nein zu sagen und zunächst die eigenen Belange in Ordnung zu bringen.

Bei seiner Selbstwertanalyse entdeckte Herr G. das Programm *Ich bin nicht willkommen*. Dies war der wahre Hintergrund für seine Schwierigkeiten. Schon immer war Anpassung sein Gegenprogramm. In seinem Innern verspürte er eine ständige Unruhe, die ihn rastlos machte. Sosehr er sich auch anstrengte, das Gefühl, willkommen zu sein und zu genügen, wollte sich nicht einstellen.

Fast immer führt das Programm, nicht willkommen zu sein, in Selbstausbeutung und Selbstzerstörung. Immer wieder bin ich überrascht über die extreme Energie, die geheime Programme freisetzen können. Manchmal frage ich mich, wie Menschen diesen Belastungen gewachsen waren, wie sie dies ertragen konnten. Trotz der mitunter übergroßen Anstrengungen hatte Herr G. am Ende immer wieder das Gefühl, mit leeren Händen dazustehen.

Die Beziehung zu seiner Partnerin verschlechterte sich im Laufe der Zeit immer weiter. Sie fühlte sich vernachlässigt; bei genauer Betrachtung wird deutlich, dass er auch hier, ohne dass er dies realisieren konnte, sein geheimes Programm wieder installierte. Das Gefühl, nicht willkommen zu sein, war für ihn ein Gefühl, das ihn schon immer begleitete, und so stand er der immer schlechter werdenden Beziehung hilflos gegenüber.

Die Betroffenen sind in ihrem Muster gefangen und zunächst unfähig, sich hieraus zu lösen. Die ständige Selbstausbeutung führt zwangsläufig zu psychosomatischen Beschwerden, die in aller Regel zunächst ignoriert werden. Dabei wäre es an der Zeit, die Signale des Körpers ernst zu nehmen und zu verstehen. Meist wird jedoch nur an den Symptomen gearbeitet, z. B. sollen Schmerzmittel die Arbeitsfähigkeit erhalten. Nicht selten werden schwerere Krankheiten, etwa eine Depression oder eine Suchtkrankheit, zur Chance, die tieferen Probleme zu verstehen.

Menschen mit einer abhängigen Persönlichkeit leiden immer unter dem Gefühl, nicht zu genügen. Immer leiden sie unter einer großen Selbstunsicherheit. Eigene Entscheidungen zu treffen, fällt ihnen schwer, da sie ja kaum Erfahrung darin haben. Das geheime Programm lautet: *Ich darf meinem Urteil nicht trauen*. Daher suchen sie Personen, die raten und bestätigen. Manchmal bedarf es mehrerer »Beruhiger«, um die Angst vor Fehlentscheidungen einzudämmen. Ein weiteres geheimes Programm lautet: *Ich habe kein Recht auf meine Meinung*. Das bedeutet nicht, dass es keine Meinung gäbe, vielmehr traut man sich nur nicht, diese zu äußern. Man könnte ja deswegen kritisiert werden bzw. wichtige Beziehungen verlieren. Ein neues Programm ist daher von höchster Bedeutung: *Ich habe ein Recht auf meine Meinung und darauf, sie zu äußern.*

Oft fällt es Menschen mit einer abhängigen Persönlichkeitsstruktur schwer, für sich selbst aktiv zu werden. Erhalten sie aber einen Auftrag oder können sie etwas für andere tun, ist genügend Energie vorhanden. Diese Menschen kommen tatsächlich oft zu kurz, weil sie sich nicht genügend um die eigenen Bedürfnisse kümmern können. In Beziehungen fühlen sie sich nicht gleichwertig, sie leiden und tendieren dazu, dies mit »Beruhigungsmitteln« wie Alkohol, Essen oder Kaufen zu kompensieren. Der Weg in eine »Abhängigkeitserkrankung«, eine Essstörung oder Alkoholkrankheit, ist häufig vorprogrammiert. Diese wird voraussichtlich nur behandelt werden können, wenn die wahren Hintergründe verstanden und angegangen werden.

Ein zentrales geheimes Programm wurde durch die elterliche Vorgabe *Du kommst alleine nicht zurecht* installiert, es lautet entsprechend: *Ich bin alleine nicht lebenstüchtig.* Daher fällt es dem Abhängigen schwer, selbstständig Entscheidungen zu treffen, sich eigenständig und sicher zu fühlen. Auch Alleinsein wird oft schwer ertragen, weil Unsicherheit entsteht und diffuse Ängste aufsteigen. Der Versuch, dieses Problem mit Hilfe einer Beziehung (Gegenprogramm) zu lösen, führt unweigerlich tiefer in die Abhängigkeit hinein. Die Angst, verlassen zu werden, ist in einer solchen Beziehung immer stark ausgeprägt, was vom Partner als »Klammern« erlebt wird. Menschen mit einer abhängigen Persönlichkeitsstruktur zeigen sich oft unterwürfig und anhänglich. Dieses Klammern verursacht im Partner eine Gegenbewegung. Er versucht, sich aus der Umklammerung zu lösen, was die Angst vor dem Verlust der Beziehung im Abhängigen verstärkt – ein Teufelskreis.

Menschen mit einer abhängigen Persönlichkeitsstruktur suchen und finden nach dem Schlüssel-Schloss-Prinzip einen dominanten Partner bzw. eine dominante Partnerin. In der Beziehung werden sie häufig unterdrückt, erleben Abwertung, Ausbeutung und Betrug, was zwar klagend, aber aus Angst vor Alleinsein doch akzeptiert wird. Nicht selten hat der Partner, die Partnerin eine narzisstische Persönlichkeit.

Die neuen Programme lauten: *Ich habe ein Recht auf ein eigenständiges Leben – ich bin eine erwachsene Frau / ein erwachsener Mann; ich habe das Recht, eine Beziehung zu beenden.* So wie es nicht möglich war, sich aus der Abhängigkeit zu einem Elternteil zu lösen, war es auch nicht möglich, eine abhängige Partnerbeziehung zu beenden. Erinnern wir uns an den Eisenofen im Märchen *Die Gänsemagd*. Die junge Frau musste sich in den Eisenofen hineinbegeben, damit es ihr möglich wurde, ihre eigene Wahrheit zum Ausdruck zu bringen. Der Eisenofen steht dafür, dass sich jetzt jemand abgrenzt und zu einer neuen erwachsenen Identität findet.

Ein Mittel der Eltern, Anpassung zu erzwingen, war das Erzeugen von Schuldgefühlen. Dies als unberechtigtes Machtmittel elterlicher Gewalt zu erkennen, ist Teil der psychotherapeutischen Arbeit. Ein neues Programm lautet: *Ich bin frei (von Schuld)*. Wichtig ist hier die positive Formulierung. Würde sie »Ich bin unschuldig« oder »Ich bin nicht schuldig« lauten, nähme das Unbewusste immer nur »Ich bin schuldig« auf, denn es versteht keine Verneinung.

Liebessucht

Nicht nur Menschen mit einer abhängigen Persönlichkeit können Opfer der Liebessucht werden. Auch jene mit einer narzisstischen oder hysterischen Persönlichkeit geraten oft in diese Beziehungsfalle.

In einer reifen Beziehung sind beide Partner für ihre eigene Zufriedenheit selbst zuständig. Viele Menschen haben jedoch ein verkehrtes Verständnis von Beziehung und Liebe. Sie leben in der Vorstellung, dass es einen Partner geben muss, der sie glücklich macht. Besonders, wenn das geheime Programm *Ich bin nicht satt geworden* ausgeprägt ist, bildet sich diese Überzeugung. Der Hunger nach Liebe und Zuneigung ist stark. Leicht geraten diese Menschen in abhängige Beziehungen. Dabei kann die Beziehung die Funktion eines tatsächlichen Suchtmittels bekommen.

> Die Partnerin von Herrn G. hatte sich von ihm getrennt. Der Trennungsschmerz schien ihm unerträglich. Aus seinen Schilderungen ging hervor, dass sie ihn emotional und materiell ausgebeutet hatte. Eigentlich hatte er in der Beziehung nur gelitten und man hätte sagen müssen, dass die Trennung nur Vorteile bringen würde. Diese Meinung vertraten auch Herrn G.s Freunde. In übertriebener Weise hatte er versucht, die Partnerin zufriedenzustellen, ihre Schulden bezahlt und für einen aufwendigen Lebensstil gesorgt. Immer war er es, der investierte, mit dem Ziel, Liebe zu bekommen. Tatsächlich erlebte er Zurück-

weisungen, Demütigungen und Schuldzuweisungen. Trotzdem spürte er ein starkes Verlangen, alles zu tun, die Beziehung wieder herzustellen, und dies, obwohl er wusste, dass sich das destruktive Muster fortsetzen würde.

Die emotionalen Schwierigkeiten von Herrn G. sind nur nachzuvollziehen, wenn das Problem in seinem Inneren verstanden wird. Er hatte nie zur Selbstliebe gefunden. Als Kind war er nicht willkommen gewesen, seinen leiblichen Vater hatte er nicht kennengelernt und auch sein Stiefvater machte keinen Hehl aus seiner Ablehnung. Bei der Selbstwertanalyse fand er die typischen destruktiven Programme *Ich bin nicht willkommen; Ich genüge nicht* und *Ich bin nicht satt geworden.* Zunächst hatte er versucht, mit Leistung (Gegenprogramm) die innere Not zu kompensieren. Seinen großer Hunger nach Liebe und Zuneigung wollte er in verschiedenen Partnerschaften befriedigen. Immer wieder machte er jedoch die Erfahrung, dass er Partnerinnen fand, die ihn ausbeuteten. Auf eigenartige Weise schien sich das Programm *Du bist nicht willkommen* wieder und wieder zu installieren. Der Glaube, viel tun zu müssen, um geliebt zu werden, wollte ihn nicht verlassen. In seinen Partnerschaften machte er nie die Erfahrung, um seiner selbst willen geliebt zu werden, sondern immer nur, dass er dafür zuständig war, sich für andere zu opfern. Dadurch wurde der Wunsch nach echter Liebe und Zuneigung immer stärker.

Aus der Distanz ist zu erkennen, dass Herr G. versuchte, mit Hilfe seiner Beziehungen ein inneres Problem zu lösen, nämlich das seiner Unfähigkeit, sich selbst zu lieben und anzunehmen. Liebesbeziehungen können dieses Problem jedoch nicht lösen. Bestenfalls gibt es zu Beginn der Beziehung ein Gefühl der Verliebtheit. Dies ist jedoch das, was schon viele vermutet haben und was mittlerweile von der Hirnforschung nachgewiesen wurde: ein krankhafter Zustand, während dessen die Realität verzerrt wahrgenommen wird und die Betroffenen sich in einem Art Rauschzustand befinden. Verliebtsein wirkt wie eine Droge, wie ein Rauschgift, und der verliebte Mensch möchte dauerhaft in diesem Zustand bleiben, da er sich am Ziel seiner Sehnsucht wähnt. Doch unweigerlich klingt die Verliebtheit ab und es zeigt sich, ob der Wechsel hin zur Liebe beiden Partnern gelingt. Betroffene wie Herr G. sehnen sich zurück in diesen rauschhaften Zustand und müssen in Beziehungen bleiben, die suchtartigen Charakter haben. Zur Sucht gehört der Kontrollverlust und so fühlt sich Herr G. zum wiederholten Male in destruktiven Abhängigkeiten gefangen.

Würde Herr G. eine Partnerin finden, die sich wirklich auf ihn einließe, die seine Art lieben würde und ihm echte Zuneigung schenken könnte, wäre das mit Sicherheit keine Lösung für sein Problem, denn er würde ihr nicht wirklich Glauben schenken, dass er selbst gemeint ist. Sein Misstrauen würde die Beziehung entwerten und zerstören. Egal, was er auch von »außen« bekäme, der innere Hunger würde nicht gestillt. Doch die Zeit, in der er Liebe und Zuneigung von seiner Mutter und seinem Vater hätte bekommen müssen, ist vorüber. Das, was hier versäumt wurde, kann nicht nachgeholt werden. Liebe, die ihm geschenkt wird, findet im Innern von Herrn G. kein Gefäß, in dem er sie sicher und für sich bereichernd bewahren könnte. Mit anderen Worten: Herr G. kann nicht glauben, liebenswert zu sein. Ein Fortschritt wäre, wenn er nach und nach realisieren würde, dass eine Partnerin ihn tatsächlich liebt und dass das Problem *(Ich kann das nicht glauben)* in ihm liegt.

Millionen Menschen verfallen dem Irrtum, dem auch Herr G. erliegt: in einer Liebesbeziehung die Lösung für mangelnde Selbstliebe finden zu wollen. Auch wenn diese Versuche immer wieder scheitern und Leid die Folge ist, können sie nicht damit aufhören, neue Partner zu suchen oder etwas beim alten Partner finden zu wollen, was er nicht geben oder leisten kann. Ein inneres Problem kann eben nicht mit äußeren Mitteln behoben werden. Damit Herr G. aufhören kann, verzweifelt hinter Liebe herzulaufen, wäre es erforderlich, dass er einen Weg erkennt, wie er das Problem seiner mangelnden Selbstliebe wirklich beheben kann.

Erfahrungsgemäß fällt es Menschen schwer, abhängige Beziehungen zu beenden, scheinen sie doch die einzige Hoffnung auf Erlösung zu sein. Erst wenn Herr G. beginnt, Selbstliebe in seinem Innern zu suchen, ist Heilung möglich. Wie weiter oben beschrieben wurde, waren seine Lebensbedingungen während der ersten Lebensjahre schlecht, da die Eltern ihm nicht spiegeln konnten, dass er liebenswert ist. Während der Therapie war es seine Aufgabe, diese Überzeugung endlich zu gewinnen. Da er seine geheimen Programme deutlich erkennen konnte, arbeitete er im Hier und Jetzt damit. Allmählich fand er mit Hilfe von Meditation zu einer inneren Ruhe, die er zuvor nie hatte erreichen können. Mit Hilfe des Programms *In mir ist alles, was ich brauche* richtete er die Aufmerksamkeit auf die Bereiche, die er zur Verfügung hatte. Herr G. gewann die Erkenntnis, dass jede neue Beziehung in seiner momentanen Situation seiner persönlichen Entwicklung schaden würde. So nahm er sich vor, in der nächsten Zeit allein zu bleiben und seine Selbstliebe weiterzuentwickeln.

Ein anderes Beispiel:

Frau O. formuliert: »Ich bin mein Leben lang hinter Liebe hergelaufen. Immer habe ich mir die Typen ausgesucht, die mir keine Liebe geben konnten. Diejenigen, die mir wirkliche Zuneigung entgegenbrachten, haben mich nicht interessiert.«

Bei der Selbstwertanalyse wurde Frau O. bewusst, dass sie schon hinter der Liebe ihres Vaters hergelaufen war. Sosehr sie sich auch anstrengte, nie konnte sie ihm genügen. Ihr geheimes Programm *Ich genüge nicht* versuchte sie dadurch zu löschen, dass sie einen Partner suchte, der ihrem Vater ähnlich war und der ihr endlich die vermisste Liebe schenken würde.

Für Betroffene ist es nicht leicht, sich aus einer suchtartigen Beziehung zu lösen. Viele werden wieder rückfällig, d. h. sie wissen, dass es nicht richtig ist, sich wieder auf die Beziehung einzulassen, und tun dies trotzdem.

Die folgenden Überlegungen können bei der Wahl des richtigen Weges aus der Liebessucht hilfreich sein. Wer sich von einem »Suchtmittel« lösen will, sollte den ersten Schritt kennen, und der ist immer »Kapitulation«. Dies bedeutet, den Kampf zu beenden. Für den Süchtigen ist es schwer zu akzeptieren, dass es unmöglich ist, vom Suchtmittel noch etwas Positives zu bekommen. Mit anderen Worten: Aus der Beziehung kann für beide Beteiligten kein Gewinn mehr gezogen werden, im Gegenteil, nur Leid und Schmerz. Die Beziehung ist eine Sackgasse, die nur neue Abhängigkeit bedeutet.

Während der ersten Zeit fühlen Beziehungsabhängige die Trennung auch körperlich. Sie leiden unter Schlaflosigkeit, innerer Unruhe, Herzschmerzen, Magenproblemen. Dieser »Entzug« muss ausgehalten werden, da jeder neue Kontakt einen Rückfall darstellen kann. Viele Menschen wissen, dass ihre Beziehung gescheitert ist. Trotzdem bleiben sie, weil sie glauben, das Leben alleine nicht meistern zu können. Oder sie beginnen mit der Beziehung von Neuem, um nach kurzer Zeit wieder zu scheitern – man kommt einfach voneinander nicht los.

Frau T. hatte ihrem Partner mitgeteilt, dass sie sich von ihm trennen werde. Sie wollte den Kontakt zu ihm einstellen. Ihr Partner schrieb ihr eine SMS, in der er die Bitte äußerte, dass sie mit ihm reden möge. Frau T. drückte spontan auf die Wahltaste und versuchte ein »vernünftiges« Gespräch über die Trennung. Dies misslang gründlich, da der Partner nur an der Fortführung der Beziehung interessiert war und die Trennung nicht akzeptieren wollte.

Frau T. bekam in der Therapie den Auftrag, sich über ihre Gedanken klar zu werden: Welche Gedanken würden sie rückfällig werden lassen (die »nassen« Gedanken), welche Gedanken würden die Abstinenz von der schädigenden Beziehung stärken (die »cleanen« Gedanken). Sie fand Folgendes heraus:

Nasse Gedanken
- *Vielleicht ändert er sich ja.*
- *Irgendwo ist die Liebe.*
- *Es war doch mal so schön.*
- *Ich habe die Verantwortung.*
- *Ich habe auch Fehler gemacht.*
- *Ich bin schuld, wenn er sich umbringt.*

Cleane Gedanken
- *Die Beziehung hat keine Zukunft.*
- *Es gibt keine Liebe, nur Abhängigkeit.*
- *Es ist traurig, dass wir keine Chance hatten.*
- *Er ist für sich selbst verantwortlich.*
- *Ich bin frei und genieße meine Freiheit.*
- *Ich habe mich selbst, mit allen meinen Fähigkeiten.*
- *Ich kann alleine leben.*
- *Ich glaube an eine gute Zukunft.*
- *Ich bin liebenswert. Zur richtigen Zeit wird sich ein passender Partner finden.*

Die Auflösung einer abhängigen Beziehung kann nur gelingen, wenn man für bessere Beziehungen sorgt. Diese finden sich zunächst in einem Freundeskreis, der eventuell erst noch aufgebaut werden muss. Die abhängige Beziehung hat möglicherweise zu einer Vereinsamung geführt, da sie andere Kontakte verunmöglichte. Zu sehr waren die Partner aufeinander fixiert. Wenn nun die Beziehung beendet wird, melden sich verstärkt genau diejenigen Probleme, die mit Hilfe der Beziehung gelöst werden sollten: Wer nicht allein sein kann, wird jetzt unmittelbar mit der Tatsache konfrontiert, dass er auf sich selbst gestellt ist. Jetzt stellt sich die Frage, ob er lernen will, mit sich allein zufrieden leben zu können?

Die Versuchung ist groß, sich in eine neue Abhängigkeit zu begeben und so dem Konflikt auszuweichen. Die Alternative ist, mit Hilfe neuer Programme den Schritt in die Eigenständigkeit zu wagen, den jeder erwachsene Mensch gehen muss, wenn er für sich und seine Existenz Verantwortung übernehmen will. Letztlich ist sowieso jeder allein, selbst wenn er versucht, sich in kindlicher Manier von einem anderen durchs Leben schleppen zu lassen.

Wenn die Beziehung die Funktion hatte, den inneren Mangel an Selbstliebe zu kompensieren, werden sich nun, da sie beendet ist, Gefühle von Wertlosigkeit und Selbstablehnung verstärkt einstellen. Dazu ist zu sagen, dass es eine Illusion ist und bleibt zu glauben, dass eine Beziehung den Selbstwert steigern kann. Mit Hilfe neuer Programme sollte es dagegen gelingen, aus sich selbst heraus Selbstliebe zu entwickeln.

> Sollten Sie sicher sein, dass Ihre Beziehung Ihnen schadet, ist eine Trennung richtig. Sollten Sie nicht sicher sein, ob die Beziehung gerettet werden kann, ist eine Paarberatung oder Paartherapie richtig. Entscheidende Missverständnisse können mit der Unterstützung einer Therapeutin oder eines Beraters verstanden und gehändelt werden.

Mobbing

Das Problem des Mobbing lässt sich in vielen Fällen bis in das Kindergartenalter zurückverfolgen. Dies gilt sowohl für die Täter als auch für die Opfer. Auffällig werden hier schon Kinder, die Opfer suchen, die sie quälen können, da sie schwächer sind. Dazu gehört eine sadistische Freude, anderen wehzutun und ein Gefühl der Macht zu erleben. Weiter oben habe ich Macht als Gegenprogramm beschrieben, in erster Linie um das geheime Programm *Ich genüge nicht* zu kompensieren. Nicht selten waren die Täter selbst aggressivem Verhalten durch die nahen Bezugspersonen, Vater oder Mutter, ausgesetzt, so dass sie sich ohnmächtig und ausgeliefert fühlten *(Ich bin ausgeliefert)*. Nun suchen sie ein Ventil für ihre Gefühle und finden es vermeintlich in der Täterrolle. Das eigentliche Problem wird jedoch lediglich übertüncht, nicht gelöst. Weiter findet sich in den Tätern das Programm *Ich bin zu kurz gekommen*. Der damit verbundene Neid wird zur Triebfeder für ihr Agieren. Auch wenn Täter selbstsicher und aggressiv auftreten, ist hinter dieser Fassade ihre innere Not *(Ich ge-*

nüge nicht) versteckt. Hinter einer großartigen Maskierung verbirgt sich eine brüchige Persönlichkeit. Dies ist das erste, was Mobbingopfer wissen sollten: Die Täter sind nicht zu beneiden, denn sie verbergen lediglich ihr Elend. Ein zufriedener, glücklicher Mensch hat es nicht nötig, andere zu unterdrücken oder zu mobben. In vielen Fällen liegt eine narzisstische Persönlichkeitsstörung vor. Diese Menschen können beispielsweise nicht ertragen, wenn es anderen besser geht.

Neben den persönlichen Merkmalen, die Täter zu Tätern werden lassen, spielen soziale und arbeitsmarktbedingte Faktoren eine Rolle. In einer immer härter werdenden Konkurrenzgesellschaft werden Mitarbeiterinnen und Mitarbeiter etwa mittels Mobbing zur Kündigung getrieben. Wenn der Chef derjenige ist, der mobbt, spricht man von Bossing. Den Betroffenen gibt man etwa unsinnige Aufgaben, wertet sie ab, demütigt oder verleumdet sie.

> Betroffenen hilft es oft, wenn sie sich ins Gedächtnis rufen, dass sie sehr häufig nicht persönlich gemeint sind, wenn der Vorgesetzte Groll oder Wut an ihnen abreagiert. Sie sollten auf Ihre innere Stimme hören: Ist der Vorgesetzte wütend, weil Ihnen ein Fehler unterlaufen ist (was nicht so schlimm wäre. Das neue Programm lautet: *Ich genüge auch, wenn ich Fehler mache*). Dann geben Sie den Fehler zu und versuchen, ihn nicht zu wiederholen, das reicht vollkommen. Stellen Sie jedoch fest, dass der Vorgesetzte nur seine Laune an Ihnen abreagiert; lassen Sie dies, wenn möglich, wie bei einer Teflonpfanne an sich abgleiten. Sprechen Sie zu einem günstigeren Zeitpunkt unter vier Augen mit Ihrem Vorgesetzten und bitten Sie um die Wahrung des respektvollen Umgangs. Ist ein solches Gespräch mit dem Vorgesetzten nicht möglich, kann der Wechsel der Arbeitsstelle sinnvoll sein.

So wie es im Innern der Täter geheime Programme gibt, die sie zu Tätern machen, gibt es auch in den Gemobbten geheime Programme, die sie zu Opfern machen. Die Folgen des Mobbing sind dann oft psychische und körperliche Probleme. Ausfallzeiten durch Krankheit stehen im unmittelbaren Zusammenhang mit dem Mobbing. Dauerstress führt zu einer Schwächung des Immunsystems und z. B. zu Entzündungen im Körper. Mobbing kann Krankheiten verursachen, etwa Suchtkrankheiten, Depressionen, Somatisierungsstörungen (körperlicher Schmerz ohne körperliche Erkrankung) oder Posttraumatische Belastungsstörungen. Auch

wenn das Mobbing vorüber ist, bleiben psychische Probleme wie Albträume, Ängste, Unsicherheiten, depressive Verstimmungen zurück.
Mobbing ist immer ein Straftatbestand, der in den letzten Jahren auch die Aufmerksamkeit der Justiz gefunden hat. Psychische Gewalt kann ebenso gravierende Folgen haben wie körperliche Gewalt. Meist sind die Gerichte geneigt, den Mobbingopfern zu glauben und die Täter zu bestrafen.

Mobbingopfer müssen lernen, sich zu wehren. Aus ihrer Sicht erscheint dies unmöglich. Die Angsthürden erscheinen viel zu hoch und die Forderung von außen, sich zur Wehr zu setzen, ist eine zusätzliche Belastung. *Du musst dich wehren* heißt übersetzt: *Du genügst nicht!*

Betroffene befinden sich in einer typischen Opferrolle, zu der es gehört, dass sie die Schuld bei sich selbst suchen. Sie betrachten es als persönliches Versagen, in die Mobbingrolle geraten zu sein. Der erste Schritt in der Bearbeitung der Mobbingsituation ist die Bereitschaft, Hilfe anzunehmen. Eine gründliche Analyse der Situation ist erforderlich. Hierfür kommen in erster Linie Beratungsstellen in Frage (z. B. der Gewerkschaft). Betriebsräte sind dann geeignet, wenn sie genügend Distanz zum Täter haben.

Auch die Selbstwertanalyse kann helfen, die eigene Situation besser zu verstehen und innere Kräfte zu mobilisieren, damit das Mobbingproblem gelöst werden kann. Wie bereits oben beschrieben, tragen von Mobbing Betroffene meist das Programm *Ich genüge nicht* in sich. Kränkungen und Abwertung treffen sozusagen immer wieder den inneren wunden Punkt. Die Wunde wird größer und kann so nicht heilen. Erst wenn damit begonnen wird, ein neues Programm zu starten und die Selbstabwertung einzustellen, ist Besserung möglich. Das neue Programm lautet natürlich: *Ich genüge immer – auch wenn ich abgewertet werde, wenn ich kritisiert werde, wenn man nicht mit mir spricht, wenn ich Fehler mache, wenn andere besser sind …* Der neue Modus muss lauten: *Wer mich kränkt, das entscheide ich! Ich kann nicht verhindern, dass man versucht, mich zu kränken, aber ob ich mich selbst so gekränkt fühle, das entscheide ich.* Hier wird deutlich, dass es um ein unabhängiges Selbstwertgefühl geht: *Ich genüge immer – weil ich mir Mühe gebe. Die Bewertung meiner Person ist ganz meine Sache.*

Die Betroffenen brauchen innere Distanz zu den Vorgängen und eine neue Position. Idealerweise wird damit begonnen, das Mobbing als Herausforderung für persönliches Wachstum zu begreifen. Jede versuchte Kränkung ist eine Gelegenheit, innere Unabhängigkeit herzustellen und an einem unabhängigen Selbstwertgefühl zu arbeiten. Die aus der Bibel bekannte Anweisung *Betet für eure Feinde* erscheint in einem neuen Licht, wenn die Betroffenen die Opferrolle verlassen und anfangen, die Erbärmlichkeit der Täter zu erkennen.

Vor dem Hintergrund neuer Programme lernen die Betroffenen sich zu wehren, denn mit Sicherheit wird sich die Situation nicht von selbst verbessern (es sei denn, der Täter kündigt, stirbt oder begibt sich in Psychotherapie, um die eigenen Probleme zu bearbeiten ...). Es gilt zu zeigen, dass man sich die Behandlung nicht länger bieten lässt. Nicht: *Bisher habe ich nichts gesagt, also darf ich auch jetzt nichts sagen*, sondern: *Ich genüge immer – besonders wenn ich mich wehre; ich genüge auch, wenn man mich angreift* ...

Meist sind Mobber feige und treiben ihr Spiel nur, wenn sie glauben, selbst nichts befürchten zu müssen. Darum reicht es oft, wenn sie Signale bekommen, die ihnen vermitteln, dass es für sie selbst schwierig werden könnte.

Wichtig ist die Distanz zum Täter: *Ich bewerte meine Arbeit selbst, ich schaue darauf, wo ich sie gut erledige. Ich mache mich nicht mehr von der Bewertung des Täters abhängig.* Zur notwendigen Distanz gehört auch der distanzierte Umgang. Raffinierte Mobber zeigen nicht selten zwei Gesichter. Mitunter schaffen sie wieder eine vertrauensvolle Atmosphäre (von oben herab, gönnerhaft), um dann wieder mit gnadenlosen Abwertungen ihre sadistischen Bedürfnisse zu befriedigen. Hier geht es darum, das Spiel zu durchschauen und sich hiervon nicht beeindrucken zu lassen. Mobbingopfer sind zunächst dankbar für jede kleine, positive Zuwendung. So wie sie immun gegen Abwertung werden sollten, so immun sollten sie gegen jede Form von Schmeichelei werden.

> Es wäre gut, wenn Sie sich um eine sachliche Behandlung des Mobbers bemühen. Dies kann schwierig werden, da der Mobber weiß, wie er Sie provoziert. Verlassen Sie notfalls die Situation, bevor Sie emotional werden. Vergessen Sie nicht die Regeln der Höflichkeit, übertriebene Freundlichkeit ist nicht angebracht. Häufig ist ein Coaching oder eine Psychotherapie sinnvoll, um herauszufinden, wie man sich am besten gegenüber dem Mobber und den anderen Kolleginnen und Kollegen verhält.

So wichtig es ist, die eigene Persönlichkeit aufzurichten, muss immer die Gesamtsituation gesehen werden. Manchmal kann es besser sein, eine andere Arbeitsstelle zu suchen. Es ist nicht unweigerlich ein Zeichen von Reife, weiter durchzuhalten und nur an sich selbst zu arbeiten.

Zusammenfassung

Mit Hilfe der Selbstwertanalyse lassen sich die abhängigen Persönlichkeitsmerkmale erkennen. Die neuen Programme weisen den Weg aus der Abhängigkeit. Das, was viele Jahre das Leben nachhaltig bestimmte, lässt sich allerdings nicht im Handstreich verändern. Aber letztlich zählt das, was an neuen Verhaltensweisen gelebt wird. Die neuen Programme helfen dabei, mutiger und selbstsicherer zu werden.

Von großer Bedeutung ist, dass die Betroffenen auf ihrem neuen Weg bleiben und nicht in die abhängigen Muster zurückfallen. Anpassung scheint der leichtere und bequemere Weg zu sein, auf Dauer führt er jedoch immer tiefer in Leid und Hoffnungslosigkeit. Die Bearbeitung süchtiger Beziehungen ist schwierig, aber für die Entwicklung der Selbstliebe unabdingbar.

In schweren Fällen des emotionalen Missbrauchs ist den Betroffenen zu raten, den Kontakt zu dem ausbeuterischen Elternteil zu reduzieren oder einzustellen. Die Selbstwertentwicklung wird nicht gelingen, wenn dominante Menschen immer wieder durch Abwertungen und das Erzeugen von Schuldgefühlen die Arbeit mit den neuen Programmen sabotieren. Psychotherapeutische Behandlung ist hier oft angezeigt. Ein wichtiges neues Programm lautet auch: *Ich darf mir helfen lassen.*

Mobbing wird in einer Leistungsgesellschaft, die den Druck auf den Einzelnen weiter erhöht, zu einem immer größeren Problem. Ein stabiles Selbstwertgefühl ist der beste Schutz dagegen.

Tabelle 3: Die Selbstwertanalyse der abhängigen Persönlichkeit

Geheime Programme	Gegenprogramme	Neue Programme	Neues Verhalten
• Ich bin nicht willkommen. • Ich bin nicht wichtig. • Ich genüge nicht. • Ich habe kein Recht auf meinen Ärger. • Ich darf mich nicht wehren. • Ich bin wertlos. • Ich habe kein Recht auf meine Meinung. • Ich lebe für meine Mutter / für meinen Vater / für mein Kind … • Ich bin schuldig. • Ich bin zuständig (trage alle Verantwortung). • Ich muss viel für Liebe tun. • Ich bin nicht satt geworden. • Ich habe kein Recht auf Freiheit. • Ich bin nur erwünscht, wenn ich mich für andere opfere. • Ich kann nicht alleine leben. • Ich bin ein Verlierer. • Ich muss Kind bleiben. • Die Welt ist unsicher. • Ich darf dich nicht verlassen.	• Anpassung, • Arbeit, Leistung, Sucht nach Anerkennung, • Perfektionismus, • Helfen, • Flucht in die Depression (Selbstabwertung), • Selbstberuhigung: Arbeiten, Essen, Alkohol …, • abhängige Beziehungen, • Tagträume, Traum von Unabhängigkeit und Erfolg, • Trotz, • Flucht in Krankheit, • Selbstbelohnung: Essen, Alkohol …	• Ich bin willkommen; ich freue mich, mich selbst willkommen zu heißen. • Ich nehme mich wichtig. • Ich bin wertvoll. • Ich bin gleichwertig. • Ich genüge immer. • Ich habe ein Recht auf meinen Ärger. • Ich habe ein Recht auf meine Meinung. • Ich bin frei (frei von Schuld). • Ich bin nicht zuständig. • Ich sorge für mich. • Ich bin gleichberechtigt. • Ich brauche nichts zu tun, um geliebt zu werden. • Ich bin eine erwachsene Frau / ein erwachsener Mann.	• Ich lenke die Aufmerksamkeit immer wieder auf die neuen Programme. • Ich sorge für meine Bedürfnisse. • Ich äußere meinen Ärger. • Ich werte mich nicht mehr ab. • Ich sage meine Meinung. • Ich verzichte auf übertriebenes Helfen. • Ich schaue auf die Dinge, die mir gut gelungen sind. • Ich weise unberechtigte Forderungen zurück. • Ich bilanziere mein neues Verhalten und ich korrigiere mich, wenn ich Verantwortung übernommen habe, ohne dass ich zuständig war. • Ich gehe auf meine Ängste zu und wehre mich. • Ich gehe auf meine Konflikte zu.

Die hysterische Persönlichkeit

Alles Künstlerische, Phantasievolle, Musische und Schöpferische kommt aus den Tiefen des Unbewussten. Die Fähigkeiten, ausgelassen zu sein, sich richtig zu freuen, in Beziehungen emotional mitzuschwingen, gehören zum glücklichen Leben. Kleine Kinder haben noch einen unverstellten Zugang zu ihrer Kreativität, z. B. wenn sie vollkommen in ihrem Spiel versunken sind. Bei vielen Erwachsenen ist die Welt nüchtern, sachlich, emotionslos und langweilig. Hysterische Persönlichkeitsanteile bringen Farbe ins Leben und gehören zu einer gesunden Persönlichkeit.

Wenn jedoch hysterische Persönlichkeitsmerkmale dominant sind, führt dies unweigerlich zu gravierenden Schwierigkeiten in Beziehungen. Diese Menschen leiden mit zunehmendem Alter immer mehr an sich selbst. Erfahrungsgemäß wird die Störung mit den Jahren stärker. Daher ist es immer ratsam, die hysterische Dynamik zu bearbeiten. Erst wenn mit Hilfe neuer Programme die Verantwortung für das eigene Leben übernommen wird, ist Besserung möglich.

Da das Wort »hysterisch« vielfach als Schimpfwort verwendet wurde, suchte man nach einem anderen Begriff. In der Fachsprache hat sich die Bezeichnung »histrionisch« durchgesetzt. Histrio war im alten Rom der Possenspieler und Clown. So bleibt es fraglich, ob diese Wortschöpfung eine Verbesserung ist. Sind die Probleme dauerhaft und umfassend, ist die Rede von einer histrionischen Persönlichkeitsstörung. Ich habe mich jedoch entschieden, den bekannten Begriff zu verwenden, da er üblicher ist.[7]

Viel häufiger als vermutet haben auch Männer eine hysterische Störung, was jedoch meist von Ärzten und Therapeutinnen hinter einer anderen Diagnose versteckt wird. Überwiegend sind jedoch Frauen betroffen. Forscher und Wissenschaftlerinnen legen unterschiedliche Konzepte zur Beschreibung der hysterischen Persönlichkeitsstörung vor. Weitgehend überein stimmen sie in Bezug auf folgende Merkmale:

Bei Menschen mit einer hysterischen Persönlichkeitsstörung handelt sich um Personen,
- die zu Dramatisierungen und theatralischem Verhalten neigen;

- die auf äußere Veränderungen stark reagieren, entweder mit starker Angst oder Wut, eventuell aber auch mit großer Freude;
- die häufig egoistisches Verhalten zeigen, weil sie sich ganz selbstverständlich um die unmittelbare Befriedigung ihrer Bedürfnisse kümmern;
- die eine starke Neigung in sich tragen, sich auf kindliche Weise von anderen Menschen abhängig zu machen und diese auf die Befriedigung der eigenen Bedürfnisse zu fixieren; dabei geben sie allerdings nicht den Anspruch auf, selbst unabhängig zu sein;
- die emotional labil sind, zu oberflächlichen Gefühlen, starken Gefühlsschwankungen sowie launischem Verhalten neigen;
- die sich häufig verführerisch (sexy) zeigen, um von anderen bewundert und gemocht zu werden;
- die ständig um ihr eigenes Wohlergehen besorgt sind;
- die mitunter wenig Einfühlungsvermögen für andere zeigen oder ihr Mitgefühl übertrieben (unecht) äußern;
- die leicht verführbar (suggestibel) sind.

Nicht alle Merkmale müssen zutreffen, doch wenn sich die Betroffenen überwiegend in den Beschreibungen wiederfinden, kann von dieser Störung ausgegangen werden. Letztlich muss die Diagnose jedoch von einem Fachmann gestellt werden. Dabei ist den Betroffenen die Ursache ihrer Schwierigkeiten meist nicht bewusst. Die Störung ist »ichsynton«, d. h. jemand glaubt, dass er so, wie er ist, in Ordnung ist und dass die anderen falsch liegen, etwa nach dem Motto: *Wenn mein Partner mich mehr lieben würde, ginge es mir besser.* Die eigenen Anteile an den Beziehungsstörungen werden nicht gesehen.

Wenn ein hysterischer Mensch einen Raum betritt, werden sich die Blicke aller Anwesenden auf diese Person richten. Ihr Bestreben, im Mittelpunkt zu stehen, ist unübersehbar. Das Leben ist Theater und es gilt, auf dieser Bühne so viele Lorbeeren zu erheischen, wie nur irgend möglich.

Hysterische Menschen tendieren dazu, ihre Probleme mit Gefühlen regelrecht aufzuladen. Diese werden dramatisiert und bekommen damit eine überwertige Bedeutung. Das Leben wird als unsicher empfunden und es bestehen mannigfache Ängste. Kennzeichnend ist die emotionale Instabilität. Die Betroffenen finden wenig Sicherheit in der eigenen Person, daher suchen sie oft Halt bei nahen Bezugspersonen.

Geheime Programme und Gegenprogramme

Das Drama dieser Menschen fand in der frühen Beziehung zu den Eltern statt, wo sie Zurückweisung erlebten. Die Tochter fühlte sich z. b. vom Vater zurückgewiesen; ein Bruder oder eine Schwester wurde vorgezogen. Diese Kränkung sollte mit extremer Suche nach Aufmerksamkeit ausgeglichen werden. Die geheimen Programme lauten: *Ich bin nicht wichtig; ich bin unerwünscht; ich genüge nicht; ich bin nicht satt geworden.* Häufig fand auch Verwöhnung statt, die extremen Hunger nach Aufmerksamkeit und Versorgung mit materiellen Dingen bewirkte. In diesem Fall lautet das geheime Programm: *Ich will Kind bleiben; ich will verwöhnt werden; ich will die unmittelbare Befriedigung meiner Bedürfnisse.*

Beim Vergleich mit der narzisstischen Persönlichkeitsstörung kann man Übereinstimmungen feststellen. So sind beide Personengruppen eher egozentrisch auf die eigenen Bedürfnisse und auf Äußerlichkeiten fixiert. Auch das Bedürfnis, im Mittelpunkt zu stehen, kann bei beiden beobachtet werden, ebenfalls die Annahme, etwas Besonderes zu sein oder sein zu müssen. Der deutliche Unterschied liegt darin, dass der hysterische Mensch Probleme förmlich mit Gefühlen auflädt, während der narzisstische in solchen Fällen härter, rationaler und berechnender reagiert.

Die typischen Gegenprogramme sind nicht zu übersehen. Zunächst haben Liebe und Partnerschaft immer den Charakter eines Gegenprogramms, da hier Halt, Sicherheit und Beruhigung gesucht wird. Dabei müssen Beziehungen meist unglücklich verlaufen, weil falsche Erwartungen gestellt werden. Beziehungen werden als Problemlöser missbraucht. Meist ist der Partner bzw. die Partnerin das »Beruhigungsmittel« gegen die überbordenden Gefühle.

Vor allem soll die Beziehung das geheime Programm *Ich bin nicht satt geworden* beseitigen. Der Partner, die Partnerin soll glücklich machen, das innere Vakuum füllen und für Beschwerdefreiheit sorgen. Da dies nicht gelingen kann (jeder ist für seine innere Zufriedenheit selbst zuständig) wird er angeklagt: *Ich wusste gleich, dass ich mit dir nicht glücklich werden kann.*

Ein typisches Gegenprogramm ist die Dramatisierung. Die Dinge werden dramatisiert und auf diese Weise mit Emotionen aufgeladen. Die Betroffenen finden ihr Verhalten absolut richtig, und sie sind sich völlig sicher, dass man die Dinge genau so sehen muss. Wenn man ihre Meinung nicht teilt, wird es schwer sein, zu widersprechen. Hysterische

Menschen haben wie gesagt die Angewohnheit, die Dinge zu dramatisieren und sich weiter in ihre Gefühle hineinzusteigern.

Ein weiteres Gegenprogramm ist die Erregung von Aufmerksamkeit. Die Möglichkeiten, sich in Szene zu setzen, sind schier unerschöpflich. Man kann sich auffällig sexy kleiden, man kann für Unruhe sorgen, über Skandale berichten, etc. Es geht um Rechthaben und um Wichtigsein, nicht selten wird Aufmerksamkeit erzwungen, ertrotzt, erpresst ... Im Notfall droht man damit, sich umzubringen. Ein Mittel, die Dinge zu bekommen, die man unbedingt haben will, ist Manipulation. Hier können die vorhandenen kreativen Kräfte genutzt werden, um andere für die eigenen Bedürfnisse zu instrumentalisieren. Im Zweifelsfall wird die Rolle des kleinen, hilflosen Kindes gespielt.

Da die Bedürfnisse nicht wirklich befriedigt werden können *(Ich bin nicht satt geworden)*, kommen alle Formen der Selbstverwöhnung in Frage: Kaufen, Essen, Alkohol, Medikamente, Drogen, Spielen, Chatten ...

Bei hysterischen Menschen ist eine besondere Form der Depression zu beobachten. Hier geht es darum, andern das persönliche Leid besonders drastisch vor Augen zu führen. Die Tatsache, dass es ihnen tatsächlich schlecht geht, darf jedoch nicht übersehen werden. Mit dem theatralischen Verhalten bewirken sie jedoch wiederum Zurückweisung.

Auch Reden kann als ein Gegenprogramm eigesetzt werden: Manchmal hat man den Eindruck, dass hysterische Menschen sich nur verbal entleeren und über Reden inneren Druck ablassen wollen. Es geht weniger um einen Dialog, sondern um die Möglichkeit sich mitzuteilen, etwas loszuwerden.

Die Angst vor Zurückweisung

Die Angst vor Zurückweisung ist ein zentrales Merkmal der hysterischen Persönlichkeit. Diese Menschen haben große Angst, nicht wichtig genug zu sein. Darum sind sie im Kontakt mitunter so anstrengend. Fühlen sie sich nicht gesehen, wird mit allen Mitteln darum gekämpft, ernst und wichtig genommen zu werden. Jede Zurückweisung ist eine Kränkung, die auf eine alte, anscheinend nie heilende Wunde trifft.

Die Eltern von Frau P. waren beide alkoholkrank. Schon als Kind fühlte sie sich vernachlässigt und zurückgewiesen, da die Eltern mit den eigenen Problemen überfordert waren. Trotz der schwierigen Familienverhältnisse hatte Frau P. es geschafft, mit großer Energie eine Ausbildung zu machen und einen beachtlichen beruflichen Status zu erwerben. Bei der Selbstwertanalyse fand sie das Programm *Ich bin nicht wichtig*. Als Gegenprogramm erkannte sie, dass sie einen permanenten Kampf darum führte, Bedeutung zu haben. Als wollte sie dies erzwingen, suchte und fand sie immer wieder Situationen, bei denen sie glaubte, um ihre Wichtigkeit kämpfen zu müssen. Damit brachte sie viele Menschen gegen sich auf. Sie war gefürchtet wegen ihrer »Auftritte«, die mitunter sehr lautstark werden konnten. Mit Argusaugen beobachtete sie diejenigen Personen, von denen sie sich nicht wichtig genommen fühlte. Gerade diese glaubte sie, überzeugen zu müssen, etwa wenn es darum ging, recht zu bekommen. Mit ihrem Verhalten provozierte sie Zurückweisung und ständige Rangeleien. Dabei wirkte sie arrogant und überheblich, dies war jedoch nur eine Maske. Ihre Verzweiflung war groß und oft fühlte sie sich dem Zusammenbruch nahe.

Es wird deutlich, dass Frau P. einen Kampf gegen Windmühlen führt. Ein Mensch, der sich wertvoll und wichtig fühlt, braucht darum nicht zu kämpfen. Vielmehr ist es für ihn eine Selbstverständlichkeit. Das neue Programm für Frau P. muss daher auch lauten: *Ich bin wichtig, und dafür brauche ich gar nichts zu tun.* Jeder Mensch ist wichtig und muss darum nicht kämpfen. Es geht um Gelassenheit, die Frau P. fehlt. Wer beginnt, darum zu kämpfen, wichtig zu sein, glaubt fest daran, dass er nicht genügt.

Bei der Bearbeitung der hysterischen Störung ist es oft richtig, die Frage zu stellen, worum es eigentlich geht. Frau P. kämpfte unbewusst um die Anerkennung, die sie von ihren Eltern nicht bekommen konnte. Diesen Kampf führte sie nun mit »Stellvertretern«, also mit Menschen, von denen sie sich nicht wichtig genommen fühlte. Da sie das, worum es eigentlich ging – die Anerkennung von ihren Eltern –, auf diese Weise aber nicht gewinnen konnte, wurde sie immer wieder mit ihren geheimen Programmen konfrontiert: *Ich bin nicht wichtig; ich genüge nicht ...* Zunächst war sie unfähig, diesem Teufelskreis zu entkommen.

Frau P. verstand, dass es ihr bisher nicht gelungen war, sich selbst anzunehmen. Die häufigen Zurückweisungen führten jedoch nicht zu einem Innehalten und zu einer Reflexion der eigenen Anteile, etwa indem sie sich fragte, wie sie selbst ungewollt für Zurückweisung sorgte, sondern waren Antrieb für neue Kämpfe um Anerkennung.

Die Lösung besteht darin, die eigenen Anteile zu erkennen. Dies ist nicht leicht, da die Ursache leider grundsätzlich im Außen gesucht wird. Die Verzerrung der Realität verhindert oft einen realistischen Blickwinkel. Das neue Programm *Ich nehme mich selbst an – ich nehme mich selbst wichtig* kann den Teufelskreis durchbrechen. Erst als Frau P. aufhörte, darum zu kämpfen, angenommen zu werden, war eine Veränderung möglich. Das neue Programm verändert den Blickwinkel. Die wichtigste Person sollte Frau P. in sich selbst sehen. Es reicht, wenn sie sich selbst wichtig nimmt und sich selbst akzeptiert. Sobald sie beginnt, um Anerkennung zu kämpfen, installiert sie unbewusst das geheime Programm *Ich bin nicht wichtig* erneut. Für einen Menschen mit einem stabilen Selbstwertgefühl ist es selbstverständlich, dass er sich selbst wichtig ist, auch wenn andere ihn ablehnen oder gerade nicht akzeptieren können. Er schaut auf diejenigen, mit denen er ein gutes Einvernehmen hat. Er bleibt gelassen, weil er seinen Wert in sich selbst findet. Er strahlt dann Zufriedenheit und Gelassenheit aus, was ihm wiederum Sympathien einbringt.

Typischerweise werden während der Anfangsphase Rückfälle zu verzeichnen sein; der Kampf um Bedeutung wird wieder und wieder entfacht. Ein Bewusstsein für diese Dynamik wird jedoch dafür sorgen, dass die Betroffenen sich selbst ein Stopp geben und zum neuen Programm zurückkehren: *Ich nehme mich wichtig, das reicht!* Zusätzlich wird der Blick dahin gerichtet, wo Übereinstimmung mit anderen besteht: *Wo werde ich von anderen wichtig genommen, ohne dass ich darum kämpfen muss?* Jetzt bekommt etwas Wert, das zuvor wertlos erschien: das selbstverständliche Angenommensein. Vorher hatten immer nur diejenigen Situationen Bedeutung, in denen man um Anerkennung kämpfen konnte. Dafür musste jedoch ein hoher Preis bezahlt werden.

Wie bereits erwähnt, gehört auch Verwöhnung oft mit zum Hintergrund für die hysterische Störung. Meist steht hinter dem Satz *Du liebst mich nicht* der Vorwurf: *Du tust nicht genug für mich; du musst mich glücklich machen; du bist für mein Wohlergehen zuständig ...* Richtiger ist das neue Programm: *Ich tue mir Gutes; ich sorge für mich; ich bin für mein Glück verantwortlich; ich bin eine erwachsene Frau / ein erwachsener Mann.* Jeder erwachsene Mensch ist für seine Zufriedenheit selbst zuständig. Insbesondere verwöhnte Menschen erwarten jedoch unbewusst das Gegenteil. Diese Erwartungshaltung ist früh programmiert und wie ein Bestandteil der Persönlichkeit. Verwöhnte Menschen sind in ihren Bedürfnissen oft egoistisch. Sie realisieren tatsächlich nicht, dass sie für sich selbst besondere Rechte einfordern, die sie anderen nicht zugestehen würden. Eine Korrektur dieser Haltung fällt schwer. Sie ist nur möglich, wenn die Bedürfnisse anderer die gleiche Wertigkeit bekommen wie die eigenen.

Im Konfliktfall reagieren diese Menschen wie trotzige Kinder, die keine Verantwortung für die eigenen Anteile übernehmen können. Leicht verlieren sie die Kontrolle über Wut und Ärger und steigern sich in diese Gefühle hinein. Es geht jedoch darum, die Verantwortung auch für die eigenen Gefühle und Bedürfnisse zu übernehmen. Durch die Angewohnheit, Dinge zu dramatisieren, wird die Kontrolle über die Gefühle leicht verloren. Immer dann, wenn in unseren Gedanken Übertreibungen vorhanden sind, werden die Gefühle stärker. Wenn etwas *unerträglich, furchtbar, wahnsinnig, nicht auszuhalten, tödlich, unausstehlich* … ist, handelt es sich meistens um eine Übertreibung. Nach der Regel *So wie wir denken, so fühlen wir auch* entstehen unweigerlich übertrieben starke Gefühle. Hierdurch wird das Leben unsicher. Werden Dinge dramatisiert und katastrophisiert, entstehen leicht Ängste. Das neue Programm lautet: *Nimm das Drama raus!* Die Betroffenen lernen, sich dies selbst zu sagen. Wieder ist Achtsamkeit erforderlich bei der Beobachtung der eigenen Gedanken und Gefühle. Es geht um einen realistischen Blickwinkel.

Hysterische Menschen tendieren nicht selten zu krankhafter Eifersucht. Auch hier ist es wichtig, die wahren Ursachen zu verstehen.

Krankhafte Eifersucht

Wenn der Partner fremdgeht, ist Eifersucht eine natürliche Folge. Man fühlt sich zurückgewiesen, ist gekränkt und enttäuscht. Viele Menschen sind jedoch eifersüchtig, obwohl dazu kein wirklicher Grund besteht.

> Herr K. ist häufig eifersüchtig, dies führt zu heftigen Konflikten mit seiner Partnerin. Auffällig ist, dass Herr K. auf wechselnde Personen eifersüchtig ist. Harmlose Gespräche der Partnerin mit anderen Männern können starke Eifersuchtsgefühle auslösen. Er befürchtet, sie könnte diese besser finden, und so fühlt er sich zurückgesetzt. Eine panische Angst überwältigt ihn, die zu einer

Verzerrung der Realität führt. Alle Beschwichtigungsversuche der Partnerin helfen wenig, Herr K. lässt sich mit logischen Argumenten nicht von seiner Eifersucht abbringen. So dauert es immer eine gewisse Zeit, bis Herr K. sich von seinen Ängsten lösen kann und die Eifersucht vorüber ist. Mitunter kann er dann erkennen, dass sie unbegründet war. Seine innere Unsicherheit und sein Misstrauen bleiben jedoch eine ständige Gefahr für neue Eifersucht.

Zur krankhaften Eifersucht gehört, dass die Betroffenen die Ursache beim Partner suchen: *Er hat sich zu sehr um eine andere Person gekümmert, sie auf besondere Weise angeschaut, ein besonderes Vertrauensverhältnis hergestellt* ... Krankhafte Eifersucht hat wahnhaften Charakter. Dies bedeutet, dass die Betroffenen logischen Argumenten nicht zugänglich sind. Sie suchen ihre Wahrnehmung zu rechtfertigen und können nicht glauben, dass das Problem in ihnen selbst liegt.

Mit Hilfe der Selbstwertanalyse wurde Herrn K. sein abhängiges Selbstwertgefühl deutlich. Er trug das ausgeprägte Programm *Ich genüge nicht* in sich. So glaubte er, dass andere Männer seiner Partnerin mehr genügen könnten, dass sie ihr wichtiger sein oder werden könnten als er. Sein geheimes Programm *Ich genüge nicht* wurde durch seine Phantasie von der Vorstellung »getriggert«, seiner Partnerin nicht zu genügen. Für Herrn K. war es schwer zu verstehen, dass seine Probleme in der Vergangenheit lagen und mit der momentanen Situation nichts zu tun hatten. Wie bereits erwähnt, werden geheime Programme durch bestimmte Auslöser aktiviert.

Generell war Herr K. sehr von der Anerkennung anderer abhängig. Wurde er kritisiert, traf ihn dies tief. Mit Perfektionismus (Gegenprogramm) versuchte er, jegliche Kritik im Keim zu ersticken. Beruflich war Herr K. erfolgreich, aber auch hier litt er unter ständigen Selbstzweifeln.

Die Angst, der Partnerin nicht zu genügen, war der Kern seiner Schwierigkeiten. Das Problem in der Beziehung wurde dadurch verstärkt, dass sich Herr K. mit seiner Eifersucht ständig in einer unterlegenen Position fühlte. Er selbst wertete sich wegen seiner Eifersucht häufig ab und so verstärkten sich seine Minderwertigkeitsgefühle. Seine innere Sicherheit wurde durch die Eifersuchtsszenen weiter geschwächt. War er wieder eifersüchtig, musste unweigerlich das passieren, was er am wenigsten wollte, nämlich dass er seiner Partnerin nicht genügte, die natürlich sehr litt.

Eifersucht ist ein Symptom, das ein Defizit aufzeigt. Es will bearbeitet werden, weil es auf etwas Wichtiges aufmerksam macht. Der Versuch, es nur abstellen zu wollen, muss scheitern.

Um dem Teufelskreis zu entkommen, half Herrn K. zunächst das neue Programm: *Ich genüge auch, wenn ich Fehler habe; ich genüge auch, wenn ich eifersüchtig bin.* Wichtig war, dass er sich wegen seiner Eifersucht nicht mehr selbst entwertete. Um das Symptom zu verstehen, befasste Herr K. sich mit seiner Selbstwertentwicklung. Er erkannte, dass er sich schon früh unterlegen fühlte. Er litt unter seiner Herkunft und glaubte, dass andere besser seien. Er reflektierte auch das Selbstwertgefühl seiner Eltern, die unter vielen emotionalen Problemen litten und ihm wenig Selbstvertrauen vermitteln konnten. Mit mehr neutraler Distanz gelang es Herrn K., seine Eifersucht als logische Folge dieser Entwicklung zu verstehen.

Herr K. begann, die Dinge in den Fokus zu nehmen, die ihm gut gelungen waren. Er erkannte, wie sehr ihn der ständige Blick auf tatsächliche, aber auch vermeintliche Unzulänglichkeiten geschwächt hatte. Er war selbst überrascht, wie erfolgreich er in Wirklichkeit war. Auch er machte die Erfahrung der selbstverstärkenden Wirkung neuer Programme und gewann so eine neue Selbstsicherheit.

Das geheime Programm *Ich will Kind bleiben* hatte zu ängstlichem Klammern an seine Partnerin geführt, die ihm Sicherheit vermitteln sollte. Er arbeitete an einem unabhängigeren Leben mit eigenen Zielen und Interessen. Die Orientierung hier war sein neues Programm: *Ich bin ein liebenswerter Mann.*

Veränderung im Leben geschieht meist langsam und braucht Zeit. So blieb Herr K. in der Folge nicht völlig frei von Rückfällen, die er jedoch zunehmend schneller überwand und die ihn gleichzeitig auf ungünstiges Verhalten aufmerksam machten. Herr K. erkannte seine Eifersucht als wichtiges Symptom, das ihm seine Defizite aufzeigte. Er lernte zu akzeptieren, dass die Eifersucht für seine persönliche Weiterentwicklung notwendig war.

Selbstwertanalyse und Sexualität

Millionen Menschen leiden unter einer unbefriedigenden Sexualität. Die häufigsten Leiden sind bei Männern Erektionsstörungen und bei Frauen Orgasmusstörungen. Fast immer haben diese Probleme einen psychischen Hintergrund. Unweigerlich betrifft die Sexualität den ganzen Menschen. Wer das Programm *Ich genüge nicht* in sich trägt, wird dieses mit großer Wahrscheinlichkeit auch im Bereich seiner Sexualität haben. Wer nicht willkommen ist, wird sich als Person und dann auch mit seiner Sexualität auf Dauer nicht willkommen fühlen. Wer nicht satt geworden ist, wird wahrscheinlich dieses Gefühl auch im Bereich seiner Sexualität haben. Häufig wird Sex als Gegenprogramm verwendet. Der Versuch, mit Hilfe der Sexualität das Selbstwertgefühl zu verbessern, führt eventuell in die Sexsucht.

Gerade im Bereich ihrer Sexualität sind Menschen leicht kränkbar. Abwertungen, Demütigungen, Beleidigungen können nachhaltig wirken und zu sexuellen Störungen führen. Die Angst, nicht zu genügen, ist der Lustkiller Nr. 1, dies bestätigt jeder Sexualtherapeut. Bei vielen ist dieser Glaube fest verankert und oft nur schwer zu korrigieren.

Die Basis für eine befriedigende Sexualität ist die emotionale Sicherheit, sich willkommen zu fühlen und sich selbst zu genügen. In dem Maße, wie es gelingt, die neuen Programme zu etablieren, kann es auch gelingen, sie für die eigene Sexualität zu erschließen. Jede Form von Leistungsdruck steht dem Lusterleben im Weg. Nicht selten hat die Angst, nicht zu genügen, sich verselbstständigt. In diesen Fällen kann Sexualtherapie helfen, Ängste zu überwinden. Relativ einfache Methoden und Techniken können dem *Ich genüge nicht* entgegenwirken.

Viele Menschen reden aus Scham nicht über ihre Sexualität. Sie haben Angst, verletzt zu werden oder Dinge hören zu müssen, die man nicht hören will. Dabei haben Rückmeldungen des Partners oder der Partnerin besonders dann eine starke Wirkung, wenn sie negativ sind. Das geheime Programm *Ich genüge nicht* wird dann bestätigt. Doch gerade die Kommunikation über Sexualität in der Partnerschaft kann das Lusterleben deutlich verbessern.

Selbstsicherheit und befriedigende Sexualität stehen in einem unmittelbaren Zusammenhang.

Der Autonomie-Abhängigkeitskonflikt

Der Autonomie-Abhängigkeitskonflikt ist weitverbreitet. Wir finden ihn nicht nur bei Menschen mit einer hysterischen Persönlichkeitsstruktur. Viele Suchtkranke tragen ihn in sich, ebenso Menschen mit narzisstischer Persönlichkeit oder einer Borderline-Persönlichkeitsstörung. Wenn er nicht verstanden und aufgelöst wird, ist Heilung unmöglich. Lieben bedeutet immer auch, sich abhängig zu machen. Die Balance zwischen Autonomie und Abhängigkeit zu halten ist nicht immer leicht. Der starke Wunsch nach Unabhängigkeit führt paradoxerweise oft in destruktive Abhängigkeiten: Der Kampf um Unabhängigkeit wird, vor allem in vielen Partnerbeziehungen, mit unterschiedlicher Härte geführt. Dies ist immer destruktiv, da die positive Bindung zwischen den Partnern, also Liebe und Zuneigung, darunter leidet. Letztlich wird es nur Verlierer geben können. Um diese Kämpfe beenden zu können, ist es notwendig, die Hintergründe zu verstehen und die Frage zu stellen, worum es eigentlich geht.

> Frau J. kämpfte bereits als Kind gegen die autoritäre Mutter, die sie als ungerecht und viel zu hart erlebte. Der Vater unterstützte sie heimlich in dieser Haltung, weil auch er unter seiner dominanten Ehefrau litt. Der Konflikt, den Frau J. mit ihrer Mutter hatte, fand seine Fortsetzung überall dort, wo sie mit Autoritäten konfrontiert wurde: mit Vorgesetzten, Ordnungsbehörden und anderen Menschen, die autoritär auftraten. Sie war hochsensibel für jegliche Art von Dominanz und reagierte sofort mit Ablehnung.

Wenn Frau J. ihren Autonomie-Abhängigkeitskonflikt verstehen will, muss sie ihr Bedürfnis, auch von der Mutter akzeptiert und geliebt zu werden, erkennen. Vermutlich wird sie es jedoch zunächst verleugnen. Nach dem Motto *Ich brauche meine Mutter nicht, ich war noch nie abhängig von ihr* wird sie ihre Unabhängigkeit betonen. Als kleines Mädchen hätte sie sich jedoch sehr wohl gewünscht, von der Mutter anerkannt und geliebt zu werden. Tatsächlich kam es zu einer dramatischen Entwicklung, die leider häufig vorkommt.

Frau J. war der Liebling des Vaters, so dass die Mutter mit Eifersucht auf die eigene Tochter reagierte. Mit Argusaugen pflegte die Mutter ihre Fehler und Schwächen aufzudecken. Bei ihrer Selbstwertanalyse fand Frau J. besonders die geheimen Programme *Ich genüge nicht* und *Ich bin nicht satt geworden*. Sie fühlte sich von ihrer Mutter zurückgewiesen und gekränkt und entwickelte daher die Haltung: *Ich brauche dich nicht, ich bin im Recht, du bist im Unrecht*. Ihr Gegenprogramm war der Kampf um Gerechtigkeit.

Nur vom jetzigen Standpunkt aus ist zu erkennen, dass der Kampf, den Frau J. an vielen Stellen führt, ein Ringen um Zuneigung ist. Sie möchte akzeptiert und ernst genommen werden.

Viele Menschen führen diesen »Kampf gegen Windmühlen«, da sich die innere Wut auf ein Elternteil nicht auflösen lässt und zu einem dauerhaften Problem wird. Man kämpft gegen alles, was Autorität ausstrahlt, sei es am Arbeitsplatz mit Vorgesetzten, in der Gesellschaft gegen Ordnungsbehörden, gegen Regeln in der Partnerschaft usw. Ein typischer Satz lautet: *Wenn man mir sagt, was ich tun soll, dann kann ich das nicht.* Ein unabhängiger Mensch prüft dagegen, ob das, was ihm gesagt wird, vielleicht richtig oder besser ist.

Der Autonomie-Abhängigkeitskonflikt ist eine psychische Störung, die die Betroffenen nicht direkt erkennen können. Er lässt sich zunächst nur indirekt entdecken, insbesondere an den destruktiven Mustern, die sich trotz aller Anstrengung nicht überwinden lassen. Solche Muster sind:

- einerseits große Wünsche nach Versorgung und Liebe und andererseits das Bestreben, unbedingt unabhängig zu bleiben;
- immer wieder Machtkämpfe suchen oder in Machtkämpfe verstrickt sein;
- Rechthaberei;
- Dinge tun, obwohl klar ist, dass sie schaden;
- sich trotzig gegen Realitäten stellen, indem man gegen die berühmten »Windmühlen« kämpft;
- sich nicht von logischen Argumenten überzeugen lassen;
- Autonomie immer wieder betonen müssen;
- eventuell Angst vor engen Beziehungen haben, weil man hier dominiert werden könnte;
- sich innerlich unterlegen und unfrei fühlen;
- das Gegenteil von dem tun müssen, was von einem verlangt wird;
- extremes/übertriebenes Gerechtigkeitsgefühl;
- häufige Misserfolge, weil angemessene Anpassung nicht zugelassen wird;
- oft nicht wissen, was man wirklich will, und/oder daran zweifeln, ob das richtig ist, was man gerade tut;
- Erfolge selbst sabotieren, indem z. B. eine Ausbildung kurz vor dem Ende abgebrochen wird;
- die Selbstzerstörung schreitet anscheinend unaufhaltsam fort.

Wenn mehrere Punkte zutreffen, ist es sinnvoll, nach dem Autonomie-Abhängigkeitskonflikt zu forschen.

Für Hysterikerinnen und Hysteriker gilt immer beides: sowohl unabhängig als auch abhängig zu sein, gerade so, wie es ihnen gefällt und wie es gerade von Vorteil ist. Manchmal ist es von Vorteil, wenn man abhängig, klein und schwach ist, denn dann sollen andere die unangenehmen Dinge tun; an anderer Stelle ist es besser, sich nichts sagen zu lassen, denn man ist ja selbst erwachsen und unabhängig. Bei Menschen mit einer hysterischen Struktur ist das Gefühl, unabhängig zu sein, leicht zu erschüttern. Sie haben Angst vor dem Verlust ihrer Autonomie und fühlen sich leicht unterlegen. Die Folge ist, dass sie glauben, ihre Unabhängigkeit demonstrieren zu müssen – sie reagieren trotzig oder versuchen auf andere Weise, ihre Eigenständigkeit zu betonen.

Viele Erwachsene bleiben im Trotz stecken. Er will aber überwunden werden, denn Trotz ist nicht nur ein Gegenprogramm, sondern auch eine paradoxe Anpassung. Wenn ein anderer A sagt, muss der Trotzige B sagen, und wenn jemand B sagt, muss der Trotzige A sagen. Trotz bedeutet offensichtlich, die Anpassung an das Gegenteil. Beim Angepassten ist es ähnlich: Wenn jemand A sagt, muss der Angepasste auch A sagen, und wenn jemand B sagt, muss er auch B sagen. Beide sind angepasst, der Trotzige allerdings an das Gegenteil.

Trotz erzeugt das Gefühl, unabhängig zu sein, allerdings ohne zu realisieren, wie abhängig man geblieben ist. Viele Menschen sind im Trotz fixiert und geraten immer wieder in typische Konfliktsituationen. *Ich bin ein unabhängiger Mensch, ich lasse mir nichts sagen!* Das ist eine verhängnisvolle Aussage, denn wirklich unabhängige Menschen haben keine Angst davor, dass ihnen etwas gesagt wird, beziehen sie die Meinung anderer in ihre Entscheidung mit ein.

Die Pubertät kann als abgeschlossen gelten, wenn der jetzt Erwachsene von selbst auf Trotz verzichten kann. Er erkennt, dass die Eltern nicht in allem unrecht haben. Er kann ihnen da, wo er die Dinge gleich bewertet, zustimmen. Manches wird er anders sehen, ohne die Eltern von seiner Sichtweise überzeugen zu müssen; verschiedene Meinungen können nebeneinander bestehen, ohne dass die eigene Autonomie, die eigene Unabhängigkeit in Gefahr gerät. So kann ein Mensch sich von seinen Eltern lösen und ein eigenständiges Leben führen. Ist die Ablösung von den Eltern nicht gelungen, kommt es später häufig zu Autonomie-Abhängigkeitskonflikten. Diese Gefahr ist besonders groß, wenn Unfriede mit den Eltern oder einem Elternteil geblieben ist.

Menschen, die selbstunsicher sind, also über wenig Ich-Stärke verfügen, geraten eher in diese typische Haltung, mit Trotz zu reagieren. Oft geschieht dies mechanisch, ohne Nachdenken, wie auf Knopfdruck. Hysterikerinnen und Hysteriker haben feine Antennen, die sofort reagieren, wenn sich das schwache Selbst bedroht fühlt. Der Selbstsichere bleibt dagegen gelassen, er hat keinen Anlass, etwas zu demonstrieren.

Das Muster des Autonomie-Abhängigkeitskonflikts wiederholt sich bei den Betroffenen immer wieder, und ob sie wollen oder nicht – sie bleiben abhängig. Sie sehen tatsächlich keine echten Möglichkeiten, stabile Autonomie herzustellen.

Menschen, die mit einem Autonomie-Abhängigkeitskonflikt leben, wissen selten, was sie wirklich wollen. Immer wieder taucht die Frage auf, wohin die Reise gehen soll. Meist wissen sie nur, was sie *nicht* wollen, ansonsten träumen sie von unrealistischen Lebensumständen: etwa vom idealen Partner, den sie lieben könnten. Ersatzweise bleibt die Phantasie, die wie ein Heimkino eingeschaltet wird und die graue Realität ersetzt. Das Gleiche gilt für den Beruf: Im idealen Job könnte man seine künstlerischen und kreativen Begabungen endlich leben. Was auch geschieht, die Betroffenen wissen nicht, was sie wirklich wollen. Die Betroffenen zweifeln daher daran, sich selbst genau zu kennen, und oft verzweifeln sie an sich selbst. Sie spüren eine ohnmächtige Wut, die nicht aufgelöst werden kann. Schließlich richten sie sie gegen die eigene Person.

Die Misserfolge, die sich zwangsläufig einstellen, führen zum Verlust der Lebensfreude und nicht selten zur Selbstzerstörung. Der Selbsthass wird stärker, weil sich die Betroffenen selbst die Schuld am Scheitern geben. Nicht selten greifen diese Menschen zu Suchtmitteln, um Wut und Hass auf sich selbst zu betäuben. Der Autonomie-Abhängigkeitskonflikt ist häufig hinter einer nach außen souveränen und überheblichen Fassade versteckt. Das mitunter extreme Streben nach Kontrolle, Macht und Dominanz hat immer auch tiefere Beweggründe, die oft nicht verstanden werden. Die verletzenden Erfahrungen in der Kindheit führen zu einer übertriebenen Angst, von anderen unterdrückt und dominiert zu werden. Das geheime Programm lautet: *Ich bin ausgeliefert.* Schon kleinste Anzeichen dafür, dass andere Gewalt über die eigene Person bekommen könnten, führen zu Ängsten und entsprechender Gegenwehr. Das Streben nach Kontrolle, Macht und Dominanz ist also eine Flucht nach vorn. Man will der Angst, dominiert zu werden, entgehen, indem man selbst mächtig wird.

Die Bearbeitung des Autonomie-Abhängigkeitskonflikts
Autonomie ist ein Gefühl, das aus sich selbst heraus entwickelt werden muss; man kann es nicht mit Gewalt erzwingen.

Der Autonomie-Abhängigkeitskonflikt ist bei den Betroffenen in die Persönlichkeit integriert. Dies bedeutet, dass die Verhaltensweisen automatisch ablaufen. Dafür gilt es sensibel zu werden. Die Frage lautet: *Wo gerate ich wieder in Trotz? Wo fange ich wieder an, um Gerechtigkeit oder Autonomie zu kämpfen?* Die Alternative ist hier, mit Hilfe der neuen Programme an einem unabhängigen Selbstwertgefühl zu arbeiten. Hilfreich ist das neue Programm *Ich bin eine erwachsene Frau / ein erwachsener Mann*. Die Alternative lautet: *Wenn ich unrecht habe, gebe ich dies sofort zu.* So können Unabhängigkeit und Selbstsicherheit hergestellt werden.

Eine Umorientierung ist erforderlich: Wie lässt sich Trotz auflösen? Nicht das Nein führt in Unabhängigkeit, sondern das Ja. Dabei geht es nicht darum, zu allem Ja zu sagen und sich nur anzupassen. Wirkliche Unabhängigkeit lässt sich erreichen, wenn zu den Dingen, die erforderlich und realistisch sind, Ja gesagt wird, insbesondere auch zu Dingen, die belasten oder unangenehm und mit Mühe und Anstrengung verbunden sind. Freiheit will verdient werden, man kann sie nicht ertrotzen. Nur wer Ja zu den unabänderlichen Dingen des Lebens sagen kann, hat auch die Fähigkeit, wirklich Nein zu sagen – also auch Ja zu einem Nein!

An vielen Stellen in diesem Buch war die Rede von familiärem Unfrieden und Hass, den viele Menschen auf ihre Eltern oder einen Elternteil behalten haben. Hier ist es notwendig, Frieden mit den Eltern zu schließen. Der Weg in die Unabhängigkeit ist nur zu beschreiten, wenn die Sorgen, Nöte und Unzulänglichkeiten der Eltern erkannt und akzeptiert werden. Auch ihre geheimen Programme wollen verstanden und verziehen werden. Der Kampf gegen die Eltern wurde zum Kampf gegen sich selbst und führte in den Autonomie-Abhängigkeitskonflikt. Auch hier ist das Nein durch ein Ja zu ersetzen:

Ja – meine Eltern sind, wie sie sind.
Ja – sie sind unvollkommen und eventuell nicht oder nur bedingt liebesfähig.
Ja – sie hatten an vielen Stellen recht, ich wollte dies nie akzeptieren.
Ja – ich verstehe sie in ihrem Leid und in ihren geheimen Programmen, ich halte ihnen ihr Versagen nicht mehr vor.
Ja – es gab Verletzungen, die ich bisher nicht verzeihen konnte.

Mitunter gilt es auch, den Eltern zu verzeihen, dass sie Geschwister vorzogen oder mehr lieben konnten. Die Ablösung von den Eltern hat stattgefunden, wenn der innere Kampf ein Ende gefunden hat. Erst jetzt ist es möglich, die ganze Verantwortung für das eigene Leben zu übernehmen. Der Frieden mit den Eltern macht Frieden mit sich selbst erst möglich. Mit der Auflösung des Autonomie-Abhängigkeitskonflikts wird ein erwachsenes Leben erst möglich. Im Trotz ist das geheime Programm *Ich will Kind bleiben* verborgen. Die Sinnfrage kann nur beantwortet werden, wenn die Ablösung von den Eltern stattgefunden hat. Nur der Erwachsene kann die Frage, was er mit seinem Leben anfangen will, wirklich beantworten.

Es wird deutlich, dass das Selbstwertgefühl im Autonomie-Abhängigkeitskonflikt abhängig bleiben musste. So geht es bei dessen Überwindung besonders um ein unabhängiges Selbstwertgefühl, welches mit neuen Programmen entwickelt werden kann.

Mitunter ist es nicht gelungen, sich positiv mit dem gleichgeschlechtlichen Elternteil zu identifizieren. *Ich wollte nie so werden wie meine Mutter. Allerdings muss ich zugeben, dass ich ihr sehr ähnlich bin.* Frau H., die dies sagt, hatte unter den aggressiven Ausbrüchen ihrer Mutter sehr gelitten. Selbstkritisch konnte sie während der Therapie erkennen, dass sie ebenfalls leicht die Kontrolle über ihre Wut verliert.

Da der Autonomie-Abhängigkeitskonflikt sich meist früh im Leben entwickelt, ist seine Auflösung nicht leicht. Mit Rückfällen in alte Verhaltensmuster muss daher gerechnet werden.

Nur wer den Autonomie-Abhängigkeitskonflikt bei sich selbst verstanden hat, kann ihn überwinden. Die Angst vor Unterlegenheit, vor Abhängigkeit und hilflosem Ausgeliefertsein lässt sich nur mit Bewusstheit überwinden. Es gilt, das eigene Drama zu verstehen, das in der Vergangenheit zu verstärkter Unzufriedenheit und ungewollter Abhängigkeit führte.

In der deutschen Literatur finden wir den Autonomie-Abhängigkeitskonflikt in der Novelle *Michael Kohlhaas* von Heinrich von Kleist meisterlich beschrieben. Michael Kohlhaas war ein reicher Rosshändler, der mit allen Mitteln Gerechtigkeit einfordern wollte. Im Kampf um sein Recht, bei dem es lediglich um ein paar Pferde ging, führte er einen privaten Krieg. Dabei verlor er zunächst seinen besten Mitarbeiter, sein Kind, seine Frau, sein gesamtes Vermögen, wurde schließlich geächtet und starb durch den Strang.

Zusammenfassung

Menschen mit einer hysterischen Persönlichkeit überreagieren: Sie emotionalisieren, dramatisieren, übertreiben. Probleme werden mit Emotionen regelrecht aufgeladen, und nicht selten besteht die Gefahr, dass die Betroffenen die Kontrolle über ihre Gefühle verlieren. In der frühen Kindheit haben diese Menschen meist Zurückweisungen erleben müssen, die kränkend und verletzend waren. Ohne dies bewusst steuern zu können, geraten sie in einen Strudel der permanenten Schauspielerei. Das Bedürfnis, wichtig zu sein, im Mittelpunkt zu stehen, ist übertrieben. Dabei benötigen sie Publikum, das sie in ihrer Inszenierung bestätigt

In Partnerbeziehungen reagieren sie abhängig und fordern gleichzeitig Unabhängigkeit. Meist gehört der Autonomie-Abhängigkeitskonflikt zum Erscheinungsbild.

Mit Hilfe der Selbstwertanalyse gelingt es diesen Menschen, ein unabhängigeres Selbstwertgefühl zu entwickeln. Das übertriebene Streben nach Wichtigsein wird durch die neuen Programme allmählich abgebaut. Die Betroffenen lernen, das Selbstwertgefühl aus der eigenen Person zu entwickeln.

Tabelle 4: Die Selbstwertanalyse der hysterischen Persönlichkeit

Geheime Programme	Gegenprogramme	Neue Programme	Neues Verhalten
• Ich genüge nicht. • Ich bin nicht wichtig. • Ich bin nicht liebenswert. • Ich bin nicht satt geworden. • Ich will Kind bleiben. • Mir muss es immer gut gehen. • Ich schaffe es nicht allein.	• Ich mache mich von der Meinung anderer abhängig. • Ich manipuliere. • Ich mache mich größer/kleiner, als ich bin. • Ich wechsele ständig die Kleidung. • Theater spielen, Dramatisieren, Trotz, Aufmerksamkeit um jeden Preis. • Perfektionismus bezüglich der äußeren Erscheinung. • Ich mache mich wichtig; ich bringe andere gegen mich auf; ich spiele das kleine Kind. • Kaufen, sich mit Süßigkeiten, Alkohol etc. trösten. • sich verlieben, Sex, • sofortige Bedürfnisbefriedigung, • Flucht in die Depression (Ich bin nutzlos, wertlos, nicht liebenswert). • Tagträume, • Opferrolle, • Flucht in die Krankheit, • abhängige Beziehungen eingehen, • hoffen und erwarten, dass die Lösung von außen kommt.	• Ich genüge mir so, wie ich bin; ich bin okay • Ich heiße mich selbst willkommen. • Ich nehme mich wichtig; ich bin wichtig und dafür brauche ich nichts zu tun. • Ich bin ein erwachsener Mensch. • Ich lebe meine erwachsene Persönlichkeit. • Ich übernehme die Verantwortung für meine Gefühle. • Ich übernehme die Verantwortung für mein Leben. • In mir ist alles, was ich brauche.	• Ich verzichte auf Theaterspielen. • Ich dramatisiere nicht; ich steigere mich nicht mehr in Gefühle hinein. • Ich lerne den konstruktiven Umgang mit Kritik, übe mich in Gelassenheit. • Ich verlasse die Opferrolle. • Ich akzeptiere Dinge, die ich nicht ändern kann. • Ich löse mich aus destruktiven Beziehungen. • Ich lerne, das Alleinsein zu genießen. • Ich verzichte auf unrealistische Forderungen und Problemlösungen. • Wenn ich wahrnehme, dass ein anderer recht hat, gebe ich ihm recht. • Ich hoffe nicht mehr darauf, elterliche Liebe von anderen zu bekommen. • Ich entscheide für mich selbst. • Ich verzichte auf Beruhigungsmittel. • Ich meditiere. • Ich lenke die Aufmerksamkeit auf das, was ich habe. • Ich sorge für mich selbst. • Ich lebe meine kreativen Fähigkeiten. • Ich suche nach dem Sinn im Leben.

Die zwanghafte Persönlichkeit

In vielen Bereichen ist es von Vorteil, wenn die Dinge perfekt und genau erledigt werden. Menschen mit zwanghaftem Charakter bringen für viele Berufsgruppen gute Voraussetzungen mit, da Präzision, Exaktheit, Gründlichkeit und Sorgfalt notwendige Bedingungen sind. Unsere Gesellschaft lebt von diesen Tugenden. Schwierig wird es allerdings dort, wo zwanghafte Genauigkeit nicht erforderlich, sondern störend ist.

Das Zwanghafte gehört ebenso zum Menschen wie das Depressive, das Hysterische und das Narzisstische. Jeder braucht zwanghafte Anteile, um in der Gesellschaft zurechtzukommen, geht es doch darum, gewisse Regeln einzuhalten und eine bestimmte Ordnung herzustellen. Werden die notwendigen Strukturen beachtet, vermittelt dies auch Sicherheit und Stabilität. Wer die gesellschaftlichen Regeln nicht einhält, gerät leicht in ein Chaos, das mit Unsicherheit, Angst und Scheitern verbunden ist.

Geheime Programme und Gegenprogramme

Zu jeder Persönlichkeitsentwicklung gehören maßgeblich die Gene, die mitgebracht werden, wie die psychologische Forschung in vielen Studien nachgewiesen hat. Ein hoher Anteil an zwanghaften Verhaltensweisen ist genetisch bedingt. Dies lässt sich häufig in Familien beobachten.

Aus psychoanalytischer Sicht ist eine zu frühe und rigide Sauberkeitserziehung der Hintergrund für die Entwicklung einer zwanghaften Struktur. Die Eltern erwarten von ihrem Kind eine Leistung, zu der dieses noch nicht in der Lage ist. Das Gefühl, nicht zu genügen, wird so früh verursacht. Beim Nicht-Erfüllen der Erwartungen fühlt sich das Kind schuldig.

Im zwanghaften Verhalten verbirgt sich die Suche nach der letzten Sicherheit, die es natürlich nicht geben kann. Mit Hilfe des zwanghaften Modus, also durch Verhaltensweisen wie etwa penible Ordnung, Perfektionismus, Fleiß, Sauberkeit, soll Angst bewältigt werden. In einem gewissen Rahmen kann Sicherheit durch die Erfüllung von Pflichten tatsächlich hergestellt werden. Wer sich an die Regeln hält, lebt sicherer und in vielen Fällen besser. Hier handelt es sich um gesunde Persönlichkeitsstrukturen. Problematischer ist die Ordnung um der Ordnung willen. Bei objektiver Betrachtung ist es nicht erforderlich, dass man vom Fußboden essen kann oder dass die Wäsche im Schrank mit Lineal und Winkelmesser ausgerichtet wird.

Durch zwanghaftes Verhalten wird die Angst nicht kleiner, sondern größer. Die innere Unsicherheit wird nicht bewältigt, da es sich bei der Zwanghaftigkeit um ein Gegenprogramm handelt. Meist erkennen die Betroffenen selbst, dass sie ihre zwanghaften Verhaltensweisen übertreiben, sehen sich jedoch nicht in der Lage, dies zu ändern. Man kann diese Verhaltensweisen nicht einfach abstellen, da die Angst in diesem Fall noch größer würde.

Die Angst, nicht zu genügen und Erwartungen nicht gerecht zu werden, ist bei zwanghaften Menschen tief verankert. Leicht entwickeln sie Schuldgefühle, da sie schnell ein schlechtes Gewissen haben.

Wenn die zwanghaften Anteile übertrieben sind, finden sich im Innern die geheimen Programme *Ich genüge nicht* und *Ich bin nicht satt geworden* sowie *Das Leben ist gefährlich und unberechenbar*.

Klassische Gegenprogramme sind Perfektionismus und penible Pflichterfüllung. Vor dem Hintergrund, nie zu genügen, werden Beruf und Karriere oft an die erste Stelle gestellt. Davon kann niemand diese Menschen abbringen. Ihr Handeln versuchen sie mit »logischen« und »rationalen« Argumenten zu verteidigen. Bereiche wie Spontaneität, Lebensfreude, Ausgelassenheit und Frohsinn sind zwanghaften Menschen nur schwer zugänglich. Viele benötigen Rauschmittel, damit sie aus sich herausgehen können.

Das innere Programm, nicht zu genügen, verursacht immer Angst vor Kritik. Bei zwanghaften Menschen ist die Angst vor Kritik besonders seitens Autoritätspersonen außergewöhnlich stark. Sie haben insofern ein abhängiges Selbstwertgefühl, als sie bei anderen immer perfekt und fehlerlos erscheinen wollen. Um diesem Bild zu entsprechen, wird es nach außen akribisch gepflegt. Immer wird es darum gehen, gut dazustehen und keine Schwächen zu zeigen.

Der zwanghafte Modus ist nicht so leicht aufzulösen, da die Verhaltensweisen Teil der Persönlichkeit geworden sind. So erscheint es einfacher, dem Perfektionismus nachzugeben und unsinnige Dinge zu tun, als sich selbst den nötigen Freiraum einzuräumen.

Die zwanghafte Persönlichkeitsstörung

Auch hier gilt, dass es sich um eine *Persönlichkeitsstörung* handelt, wenn die Symptome dauerhaft und umfassend sind. Diesen Menschen fällt es oft schwer, Ziele zu erreichen. Sie verzetteln sich in unwichtigen Detailaufgaben, die sie vom eigentlichen Endergebnis abbringen. Sie streben nach Vollkommenheit und geraten dadurch in Konflikte. In dem Bemühen, jeder nur denkbaren Schwierigkeit ausweichen zu wollen, geraten sie in ständige Spannungen, indem sie sich überfordern. Nie kann man mit den eigenen Leistungen zufrieden sein, immer gibt es noch etwas zu bemängeln. Hier finden wir natürlich das Programm *Ich genüge nicht* in extremer Ausprägung.

> Zu den beruflichen Aufgaben von Herrn D. gehört die regelmäßige Erstellung von Berichten. Diese versucht er, immer bis zum letzten Augenblick vor sich herzuschieben, da sie ihn extrem belasten. Seine Berichte sind zwar immer präzise und brillant, aber seine Angst, nicht zu genügen, erlebt er wie eine dunkle Wolke. Im Vorfeld der Erstellung eines Berichts beschäftigt er sich mit vielen angeblich wichtigen, unverzichtbaren Tätigkeiten. Erst wenn die vorgegebenen Termine fast oder schon überschritten sind, kann er endlich seine Arbeit erledigen. Mit seinem Vorgesetzten liegt Herr D. deswegen im Dauerstreit.

Bei der Selbstwertanalyse erkannte Herr D. die Hintergründe seiner Schwierigkeiten. In der Folgezeit fasste er den Entschluss, die notwendigen Arbeiten so früh wie möglich zu erledigen. Seine Angst vor Kritik erkannte er als Relikt aus seiner Kindheit. Mit Hilfe neuer Programme wurde er mutiger und selbstsicherer. Sein Selbstwertgefühl wurde zunehmend unabhängiger und seine Angst vor Kritik verlor sich, zudem er einen konstruktiven Umgang mit ihr suchte.

Wenn zwanghafte Menschen Hilfe suchen, geschieht dies meist nicht freiwillig. Sie werden geschickt oder fühlen sich genötigt, z. B. weil die Familie unter dem zwanghaften Verhalten leidet und Beziehungen zu zerbrechen drohen. Sie leben in der Selbstwahrnehmung, dass sie in Ordnung sind und es an ihrem Verhalten nichts auszusetzen gebe. Im Gegenteil, meist erwarten sie, dass ihre Maßstäbe auch für andere gelten und von diesen zu übernehmen sind; dann, glauben sie, haben sich alle Missverständnisse erledigt. Oft verfügen sie über keinerlei »Antennen« für die

Not, die ihre Zwanghaftigkeit bei anderen anrichtet. Sich selbst in Frage zu stellen, ist daher eine große Herausforderung.

In der Therapie geht es darum, die verdrängte Angst, nicht zu genügen, zu verstehen. Mit Hilfe der Selbstwertanalyse erkennen die Betroffenen, dass niemand an seinen geheimen Programmen Schuld trägt.

Für zwanghafte Menschen ist es oft besonders schwer, sich mit einem neuen Programm anzufreunden. Die Vorstellung, immer zu genügen, obwohl vielleicht ein Fehler passieren könnte, ist zunächst ein unvorstellbarer Gedanke. Geduld und Nachsicht mit sich selbst ist jedoch der Weg, der in kleinen Schritten zu allmählicher Veränderung führt.

Die Arbeit mit dem inneren Kind fällt diesen Menschen zunächst schwerer als anderen, ist aber von großer Bedeutung, da dadurch das starre Muster allmählich aufgebrochen werden kann.

Spontaneität und Lebensfreude werden durch neue Programme gefördert. Ein solch neues Programm lautet: *Ich habe ein Recht auf Freude.* Oft haben Menschen mit einer zwanghaften Struktur auch depressive Persönlichkeitsanteile. Sie können sich nicht richtig freuen, da dieser Gefühlsbereich blockiert ist. Der erste Schritt ist immer, über die innere Befindlichkeit zu reden. Über Dinge zu reden, die Freude machen, erscheint zwanghaften Menschen oft überflüssig, kindisch, unwichtig oder peinlich. Erst wenn sie beginnen, über vermeintliche Banalitäten wie die Schönheit einer Blume, die Stimmung beim Sonnenuntergang oder die Liebe, die sie für einen anderen Menschen empfinden, zu reden, wird das starre Muster durchbrochen. Es geht darum, Gefühle »mitzuteilen«, sie mit anderen Menschen zu teilen. So lernen sie die innere Welt eines Gegenübers besser zu verstehen. Die Toleranz, die sie für andere entwickeln, kann so zur Toleranz für sich selbst werden.

Zwanghafte Menschen sind oft auf ihre Arbeit fixiert und nicht selten arbeitssüchtig. Wenn sie nichts leisten, fühlen sie sich überflüssig und unbehaglich *(Ich genüge nicht).* Den gesunden Ausgleich zur notwendigen Arbeit zu finden, fällt zunächst schwer, da sich Schuldgefühle melden, nach der Devise: *Was hätte man in dieser Zeit noch alles erledigen können!* Mit Hilfe der Selbstwertanalyse werden diese Ängste als Muster aus der Kindheit verstanden.

An dieser Stelle macht es auch Sinn, sich über die Endlichkeit des eigenen Daseins klar zu werden. Hier kann eine Übung von Anthony de Mello helfen: *Stell dir vor, dass du auf deinem Sterbebett liegst.*[8] Unweigerlich würde uns dann die wahre Bedeutung unseres Handelns bewusst und jedes *Ich muss aber, ich sollte unbedingt, ich kann nur so und nicht anders* würde relativ.

Zwanghafte Menschen können mit Meditation und Entspannungstechniken enorme Fortschritte erzielen. Regelmäßige Meditation macht gelassener und weniger ängstlich. Sie ist eine sanfte Methode, Ängste von innen her anzugehen. Die Schwierigkeiten, die zwanghafte Menschen meist zu Beginn der Meditationsübungen haben, liegen in ihrer Ungeduld. Da sie das geheime Programm *Ich genüge nicht* in starker Ausprägung in sich tragen, setzen sie sich wieder unter Druck. Nach dem Motto *Ich müsste das noch besser machen* wird die Aufmerksamkeit nicht auf die Meditation, sondern auf die persönlichen Schwächen gelenkt. Fortschritte werden so behindert. Die richtige Haltung lautet: *So wie ich es gerade mache, ist es gut genug; ich genüge auch, wenn ich nicht perfekt bin!*

Wie bei jeder Persönlichkeitsstruktur sind die positiven Seiten zu würdigen und zu betonen. Dabei hilft das neue Programm *Ich genüge mir immer.*

Die Zwangsstörung

Zwangsstörungen können unabhängig von der Persönlichkeitsstruktur auftreten. Beispielsweise können auch Menschen mit einer hysterischen Struktur eine Zwangsstörung entwickeln.

Nach dem Modell der Selbstwertanalyse ist zwanghaftes Verhalten ein Gegenprogramm. Mit bestimmten rituellen Verhaltensweisen wird versucht, eine innere Angst zu bewältigen. Dies können z. B. Kontrollzwänge sein, etwa das ständige Kontrollieren, ob die Haustür abgeschlossen ist, oder Gedanken, die sich ständig aufdrängen und nicht abstellen lassen, z. B.: *Die Wohnung brennt ab, weil ich den Herd angelassen habe,* obwohl kontrolliert wurde, dass er ausgeschaltet ist. Die häufigsten Zwänge beziehen sich auf die Reinigung der Wohnung, des Autos oder des Körpers.

> Die fünfzehnjährige Sarah hat einen Waschzwang entwickelt. Sie wäscht sich ca. sechzigmal am Tag die Hände. Dies ist mittlerweile sehr schmerzhaft, da die Haut wund und rissig ist. Trotz der Schmerzen kann Sarah ihr Verhalten nicht korrigieren. Sie leidet selbst extrem unter ihrer Störung. Zusätzlich muss sie sich Vorwürfe von den Eltern anhören, die sie immer wieder am

Waschbecken erwischen. Sarah versucht, ihrem Zwang heimlich nachzugehen, dies wissen auch die Eltern, die verzweifelt sind. Sarah hat früh das geheime Programm *Ich genüge nicht* entwickelt. Sie konnte dem dominanten Vater nie genügen, der wenig einfühlsam war und hohe Erwartungen hatte. Die Mutter versuchte, die Strenge des Vaters auszugleichen, und war ständig bemüht, Sarah vor ihrem Vater in Schutz zu nehmen. Das Verhältnis der Eltern war gespannt. In gewisser Weise wurden die Eltern durch die Sorge um Sarah von ihren eigenen Beziehungsschwierigkeiten abgelenkt, sie traten in den Hintergrund.

In der Therapie ist der erste Schritt, das »Verteufeln« des Symptoms zu beenden. Solange die Eltern das Händewaschen verbieten wollen, kann es nicht zu einer Besserung der Symptomatik kommen. Sie vermitteln damit verstärkt die Botschaft *Du genügst nicht,* die ursächlich für das Entstehen des Symptoms verantwortlich war. Das Symptom verweist auf das eigentliche Problem, das gestörte Selbstwertgefühl.

Sarah brauchte dringend Strategien, die ihr helfen, ihren Drang, die Hände zu waschen, zu unterbinden. Für sie war es sinnvoll, die Familie für eine Zeit zu verlassen und in eine Klinik zu gehen, denn die Eltern werden unweigerlich wie lebendige Vorwürfe erlebt, die das geheime Programm *Ich genüge nicht* verstärken. Selbst wenn die Eltern ihr versichern, dass die Tochter ihnen genügt, wird Sarah dies nicht glauben können, da sie sich selbst nicht genügen kann.

Mit Hilfe der Selbstwertanalyse lernte Sarah, die Hintergründe ihres Symptoms zu verstehen. Als zentrale geheime Programme entdeckte sie bei sich: *Ich genüge nicht* und *Ich bin schuldig.* Schon als kleines Kind hatte sie sich schuldig gefühlt, wenn die Eltern Streit hatten.

Als ihre Gegenprogramme stellten sich Leistung und Anpassung heraus. Zunächst hatte sie versucht, durch gute schulische Leistungen die Liebe des Vaters zu gewinnen. Ihrem Ideal, möglichst perfekt zu werden, konnte sie jedoch nicht entsprechen. Trotz aller Anstrengungen blieb das Gefühl, nicht zu genügen. Auch die latenten Schuldgefühle konnte sie so nicht auflösen.

Weiter fand sie heraus, dass Trotz ein starkes Gegenprogramm von ihr ist. Da ihr die Anerkennung und Liebe des Vaters unerreichbar schien, versuchte sie, mit Trotz eine gewisse Unabhängigkeit herzustellen. Nach dem Motto: *Wenn ich dir sowieso nicht genügen kann, dann mache ich eben, was ich will.* Dieser Trotz war besonders im Zwang zu beobachten. Je mehr man versuchte, sie vom Händewaschen abzubringen, desto stärker erlebte Sarah den Drang, dies zu tun.

Natürlich erkannte sie auch in ihrem Symptom, dem zwanghaften Händewaschen, ein Gegenprogramm. Wenn sie ihre Hände wusch, erlebte sie bezüglich ihrer inneren Spannungen und Unzulänglichkeitsgefühle eine gewisse Erleichterung. Da sie diese Erleichterung immer wieder suchte, erlitt sie einen Kontrollverlust, sie konnte das zwanghafte Verhalten nicht mehr beenden.

Sarah fasste den Entschluss, bei der Behandlung der Zwangsstörung Hilfe anzunehmen. Ihr wurde die Arbeit mit Skills erklärt, die sie einsetzte, sobald sie den Drang verspürte, ihre Hände zu waschen. Allmählich gelang es ihr, die Abstände zwischen den Waschgängen zu vergrößern.

Mit Hilfe der neuen Programme richtete Sarah die Aufmerksamkeit auf die Bereiche, die sie gut beherrschte. Sie war eine gute Sportlerin und einige schulische Fächer machten ihr Spaß. Die Wiederaufnahme des Kontakts zu Gleichaltrigen, der fast verloren gegangen war, tat ihr gut. Sie arbeitete an einem unabhängigen Selbstwertgefühl, indem sie lernte, sich selbst zu bewerten und mit sich zufrieden zu sein *(Ich muss nur mir selbst genügen).*

Der Kontakt zu den Eltern blieb zunächst schwierig, da Sarah in diesen Momenten die starken Selbstabwertungstendenzen wie eine übergroße Macht spürte. Der Aufenthalt in der Klinik ermöglichte ihr die notwendige Distanz, die sie für ihre eigenständige Entwicklung benötigte.

Das Symptom war in den Hintergrund getreten, denn Sarah hatte seine Botschaft verstanden: Sie hatte erkannt, dass sie weder ihrem Vater noch ihrer Mutter genügen muss, sondern nur sich selbst. Dies machte sie zunehmend optimistischer und zufriedener.

Zusammenfassung

Der zwanghafte Mensch versucht innere Angst *(Ich genüge nicht)* mit Perfektionismus und dem Einhalten strenger Regeln zu überwinden. Die zwanghaften Verhaltensweisen verringern die Angst jedoch nicht, sondern vergrößern sie. Für ihre Mitmenschen, aber auch für sich selbst, sind diese Menschen mitunter anstrengend. In verschiedenen Berufen werden Präzision und Genauigkeit gefordert, Zwanghafte bewältigen dies besser. Nicht selten scheitern sie jedoch an ihrem übertriebenen Perfektionismus. Ziele werden nicht erreicht, weil man in der Planung stecken bleibt.

Zwangsstörungen bedürfen einer psychotherapeutischen Behandlung.

Tabelle 5: Die Selbstwertanalyse der zwanghaften Persönlichkeit

Geheime Programme	Gegenprogramme	Neue Programme	Neues Verhalten
• Ich genüge nicht. • Ich darf keine Fehler machen. • Ich habe kein Recht auf Freude. • Ich bin schuldig. • Ich habe kein Recht auf meinen Ärger. • Ich bin nicht satt geworden / Ich bin zu kurz gekommen. • Ich versinke im Chaos. • Veränderung ist gefährlich.	• Perfektionismus, • extreme Ordnungsliebe, • Trotz und Eigensinn, • Einhalten bestimmter Rituale, • Leistung, • Anpassung, • sich in Details verlieren, • Entscheidungen nicht treffen wollen, da sie eventuell falsch sein könnten, • planen, aber wenig handeln, • alles kontrollieren, • versuchen, andere nach dem eigenen Schema zu erziehen, • Geiz, alles horten wollen, • eventuell Missbrauch von Substanzen.	• Ich genüge (mir) immer. • Ich habe ein Recht auf meinen Ärger. • Ich darf Fehler machen. • Ich habe ein Recht auf Freude. • Ich habe Glück verdient. • In mir ist alles, was ich brauche. • Das Leben ist leicht. • Ich bin großzügig.	• Ich verzichte auf übertriebene Gründlichkeit, Sauberkeit, Ordnungsliebe. • Ich entwickele ein unabhängiges Selbstwertgefühl. • Ich suche und arbeite an optimistischen Blickwinkeln. • Ich spreche meine Bedürfnisse direkt an. • Ich spreche über Dinge, die mich ärgern. • Ich spreche über meine Gefühle. • Ich teile meine Freude mit und entwickle den Glauben daran, dass ich Glück verdient habe. • Ich gehe auf meine Ziele zu (ich verzettele mich nicht). • Ich versuche nicht, andere zu erziehen. • Ich widme mich der Meditation.

Die schizoide Persönlichkeit

Die Angst vor Nähe ist das typische Kennzeichen der schizoiden Persönlichkeit. Die Betroffenen versuchen, hinter einer Glaswand zu leben, die sie vor Zudringlichkeit schützt, denn so wird naher Kontakt erlebt. Die tiefe Angst, manipuliert zu werden, die Unabhängigkeit zu verlieren, lässt Zuneigung, Liebe, Sympathie und Zärtlichkeit gefährlich erscheinen. Der schizoide Mensch versucht demnach, auf Abstand zu seinen Mitmenschen zu leben. Bekommen Kontakte eine gewisse Tiefe, etwa in einer sich anbahnenden Partnerschaft, wird diese häufig abgebrochen. Beziehungen bleiben sachlich, Vergnügen und Fröhlichkeit werden nur mit Hilfe von Stimmungsaufhellern wie etwa Alkohol möglich. Die Unfähigkeit, andere an den eigenen Gefühlen teilhaben zu lassen, führt in Einsamkeit und Isolation. Menschen mit einer schizoiden Persönlichkeit lassen die Fähigkeit vermissen, sich in andere hineinzufühlen. Sie wirken gleichgültig, unsensibel, unflexibel und starr.

Auch das Schizoide kann in sehr unterschiedlichen Schweregraden auftreten. Und nicht jede Ausprägung bedeutet gleich, gestört oder krank zu sein. Die positiven Seiten dieser Eigenschaften sollten in jedem gesunden Menschen vorhanden sein: die Fähigkeit, sich abzugrenzen, mit sich allein sein zu können, für sich selbst einen intimen Innenraum zu behaupten, in den hinein ein Rückzug möglich ist. Letztlich ist jeder Mensch allein. Dem Gesunden gelingt es zeitweise, die innere Einsamkeit zu genießen. Er kann sie jedoch, wenn er möchte, wieder verlassen und in zwischenmenschliche Kontakte eintreten und diese als bereichernd erleben. Für schizoide Menschen ist Kontakt eher anstrengend und wird deshalb gemieden. Sie glauben, nichts mitteilen zu können, alles erscheint unwichtig, so als würden sie in sich selbst versinken. Sie haben also zunächst nicht die Fähigkeit, ihre soziale Isolation aufzulösen.

Ein weiterer positiver Aspekt der schizoiden Struktur ist die Regulation von Gefühlen: die Fähigkeit, die Dinge nüchtern und sachlich zu betrachten, sich nicht von Gefühlen überschwemmen zu lassen. Man hat seine Gefühle im Griff, man lässt sich nicht so leicht irritieren. Die Fähigkeit, sich zu wehren, mit Kränkungen und Verletzungen umgehen zu können, bedarf ebenfalls einer gewissen Abgrenzungsfähigkeit, die in der schizoiden Persönlichkeitsstruktur vorhanden ist.

Geheime Programme und Gegenprogramme

Eine schizoide Persönlichkeit entwickelt sich oft vor dem Hintergrund früher Vernachlässigung. Nicht selten waren diese Menschen unerwünscht und verbrachten die ersten Lebensjahre in Kliniken oder Heimen. Die Eltern waren im Kontakt nicht genügend präsent und konstant, so dass sich kein stabiles Vertrauen in enge zwischenmenschliche Kontakte entwickeln konnte. Auch das Urvertrauen in die Welt nahm Schaden. Das Grundgefühl, nicht willkommen zu sein, verursacht das typische Misstrauen in Beziehungen. Es kann nicht sein, dass die Zuwendung, die man erlebt, wirklich echt und sicher ist. Der schizoide Mensch kann der Welt nicht trauen, darum ist es leichter für ihn, sich hinter einer mehr oder weniger dicken Mauer in Sicherheit zu bringen. Die typischen geheimen Programme *Ich bin nicht willkommen; ich genüge nicht; ich bin nicht satt geworden* kann man auch beim schizoiden Menschen erkennen.

Eine weitere Vernachlässigung der wahren Bedürfnisse des kleinen Kindes kann z. B. durch eine überfordernde und zu besitzergreifende Mutter entstehen. Sie war unfähig, die eigentlichen Anliegen, Wünsche und Erfordernisse des Kindes zu verstehen und zu befriedigen. Das Kind schützte sich, indem es sich zurückzog, um seine Unabhängigkeit zu bewahren. Es wurde in seinem Bedürfnis nach Freiheit und einem Mindestmaß an Selbstbestimmung nicht gesehen. Meist war es die Mutter, die in ihrer eigenen Angst, nicht zu genügen, die Herrschaft über das Kind übertreiben musste. Dessen Rückzug nach innen war eine Strategie zu überleben.

Das geheime Programm *Nähe ist gefährlich und unangenehm* bleibt, auch wenn dazu in der Realität kein wirklicher Grund besteht. Da schizoide Menschen sich letztlich sowieso wieder in ihre innere Welt zurückziehen, verfügen sie nicht über gesunde Strategien, um Nähe und Distanz zu regulieren. Sie wirken daher oft schroff und kalt, so als fehle ihnen das Gespür für ihr Gegenüber. Sie verurteilen sich oft selbst für ihre abweisenden Verhaltensweisen, ohne diese dauerhaft korrigieren zu können. Es ist viel gewonnen, wenn schizoide Menschen endlich psychotherapeutische Hilfe suchen. Dies werden sie jedoch erst dann tun, wenn der Leidensdruck extrem wird, etwa weil eine Beziehung zu zerbrechen droht oder der Arbeitsplatz in Gefahr ist. Die Angst vor Nähe verursacht, dass das menschliche Grundbedürfnis nach Intimität, Liebe und Zärtlichkeit nicht befriedigt werden kann. So führen die Betroffenen häufig ein Dasein als Eigenbrötler, die sich mit ihrem Schicksal abgefunden haben.

Der schizoide Rückzug ist als eine Reaktion auf eine Überforderung zu verstehen. Er half, mit der Realität besser zurechtzukommen. Das Gefühl, Liebe nicht verdient zu haben, verweist auf das Programm *Ich bin wertlos*. Wenn frühe Vernachlässigungen den schizoiden Modus verursacht haben, steht das geheime Programm *Ich bin nicht willkommen* im Vordergrund. Wie ein roter Faden zieht sich das Gefühl, nicht erwünscht zu sein und nicht zu genügen, durch das Leben. Wer nicht wirklich willkommen ist, kann auch nicht genügen.

Oft leisten diese Menschen Beachtliches; ihr Gegenprogramm ist in diesem Fall Arbeit und Leistung. Sie vergraben sich in ihre eigene Welt und haben möglichst nur wenige Kontakte. Schwierig sind für sie berufliche Tätigkeiten, die soziale Fähigkeiten und Kompetenzen erfordern. Teamarbeit und das Leben in sozialen Netzwerken sind ebenfalls schwierig und können zum Dauerstress werden. In schwereren Fällen können die Anforderungen so belasten, dass es früher oder später zu einem Burn-out kommt. Häufig drohen dann Kündigung, Arbeitslosigkeit oder sogar Arbeitsunfähigkeit.

Schizoide Menschen sind leicht verletzlich, da auch bei ihnen das geheime Programm, nicht zu genügen, stark ausgeprägt ist. Wut und Ärger können sie kaum zum Ausdruck bringen. Vielmehr sinnt der schizoide Mensch auf Rache, die in seiner Phantasie Blüten treibt und meist nur dort sehr stark werden kann. Die Phantasie ist überhaupt für diese Menschen ein Raum, in dem es farbig und ereignisreich zugehen kann, im Kontrast zum grauen Alltag, der freudlos und leer erscheint. Die Tatsache, dass es diese phantasierte Welt in schizoiden Menschen gibt, muss unbedingt wertgeschätzt werden, geht es doch darum, einiges von dieser phantasierten Welt mit Hilfe der neuen Programme in die reale Welt zu transportieren. Dies bedeutet, dass sie sich trauen, ihr inneres Gefängnis zu verlassen. Letztlich wird nur das zählen, was im zwischenmenschlichen Kontakt möglich wird.

Die Sehnsucht nach Liebe und Nähe ist stark. Der schizoide Mensch fühlt sich wie ein Durstiger, der bis zu den Lippen im Wasser steht, sich aber nicht zu trinken traut. Oft steckt auch Resignation hinter der Flucht in verschiedene, manchmal skurrile Hobbys. Partnerbeziehungen werden oft nicht eingegangen, wodurch die soziale Isolation verstärkt wird. Wenn dann doch eine Partnerbeziehung existiert, hat der Partner oft die Funktion eines Gegenprogramms: Er soll dabei helfen, die innere Isolation aufzulösen. Dies wird er in der Regel auch versuchen, ohne dies jedoch leisten zu können. Meist finden sich Paare nach dem Schlüssel-Schloss-Prinzip. Auf der einen Seite befindet sich ein gefühlsbetonter Mensch, der zu starken Gefühlsäußerungen tendiert, und auf der anderen Seite ist jemand, der seine Gefühle zurückhält. Die Gegensätze scheinen sich auch hier anzuziehen.

In Partnerbeziehungen wirkt sich die Unfähigkeit des Schizoiden, am Innenleben eines anderen Menschen teilzunehmen, negativ aus. Er durfte nie lernen, vertrauensvoll über seine Gefühle zu sprechen, und auch nicht, sich in die Gefühle eines Gegenüber hineinzufühlen. Die Unfähigkeit, Gefühle auszudrücken, belastet die Beziehung. Der Partner leidet unter der Distanziertheit und emotionalen Kühle des Schizoiden, er fühlt sich ungeliebt, ist enttäuscht und gekränkt. Immer wieder wird der Partner versuchen, den schizoiden Menschen aus seiner Isolation herauszuholen. Seine Unzufriedenheit führt dazu, dass er mit Vorwürfen und Vorhaltungen reagiert. Dies wird der Betroffene als bedrängend und vereinnahmend erleben und seine Abwehr verstärken – ein Teufelskreis, der zunächst nicht erkannt wird. Unbewusst hat eine Reinszenierung, eine Wiederholung des ursprünglichen Konflikts stattgefunden. Das geheime Programm *Nähe ist gefährlich* wird wieder aktiviert. Der Schizoide muss wieder flüchten: in seine Arbeit, in seinen Hobbyraum ... Wenn er sieht, dass die Beziehung auseinanderzubrechen droht, wenn er spürt, dass der Partner ihn verlassen will, wächst seine innere Not ins Unermessliche, aber er findet keinen Schlüssel, sein inneres Gefängnis zu verlassen. Dabei könnten gerade in der Partnerschaft neue Programme installiert werden: *Nähe ist erfüllend, Liebe macht reich*. Dabei geht es nicht um oberflächliche, unechte Gefühlsduselei, sondern darum, den Partner an der eigenen inneren Welt teilhaben zu lassen, besonders auch an den Ängsten, Sorgen und Nöten. Nur so wird die Beziehung tiefer und befriedigender.

Schizoide Menschen haben, ähnlich wie narzisstische Menschen, Angst vor Abhängigkeit. Zur Beziehungsfähigkeit gehört jedoch, sich auf konstruktive Weise abhängig machen zu können.

Wenn der Betroffene nicht an sich arbeitet, wird sich der Partner resigniert zurückziehen, sich mit seinem Schicksal abfinden oder den Schi-

zoiden verlassen. Mit Hilfe der Selbstwertanalyse wird deutlich, dass der Partner nicht für die Auflösung der Schwierigkeiten zuständig ist. Der Partner taugt nicht als Gegenprogramm, sondern die Initiative muss vom Betroffenen ausgehen.
Die neuen Programme zu installieren, gestaltet sich oft schwierig. Die vermeintliche Sicherheit wird immer wieder in Rückzug und Isolation gesucht. Schizoide Menschen können sich meist nicht so leicht motivieren, an ihrer Persönlichkeit zu arbeiten. Erst wenn sie erkennen, welchen Preis sie bezahlen, nämlich dass möglicherweise wichtige Beziehungen zerbrechen, kann die Bereitschaft wachsen, sich auf neue Programme und neue Verhaltensweisen einzulassen.

Neue Programme

Das Gefühl, bei anderen nicht willkommen zu sein, stellt in vielen Fällen das zentrale geheime Problem dar. Die Arbeit mit dem neuen Programm *Ich bin willkommen* sollte daher zuerst angegangen werden. Für die Betroffenen gilt es, den Blick dafür zu schärfen, wo sie sich willkommen fühlen dürfen. Manchmal benötigen sie eine Rückmeldung, wie sie selbst mit skurrilen Verhaltensweisen dafür sorgen, dass sie wieder Zurückweisung erleben. Es ist viel gewonnen, wenn diese Rückmeldung als notwendige Hilfestellung erkannt wird und nicht als vernichtende Kritik. Der Umgang mit Kritik will gelernt werden; außerdem ist es wichtig, dass ein unabhängiges Selbstwertgefühl entwickelt wird.
Die Lernaufgabe, die sich stellt, ist mit der Überwindung von sozialen Ängsten verbunden. Das neue Programm *Ich habe ein Recht auf meine Gefühle* hilft dabei, Gefühle zum Ausdruck zu bringen.

> Herr F. hatte es sich zur Aufgabe gemacht, an jedem Abend seine Gefühle, die er tagsüber gehabt hatte, zu reflektieren. Weiterhin machte er sich klar, welche Gefühle er anderen mitteilen konnte, wichtiger noch, welche er anderen gerne gezeigt hätte. Im Laufe der Zeit wurde er sicherer im Ausdruck seiner Gefühle. Er erkannte, dass ihm die Übung fehlte. Ihm war klar, dass er es immer schwerer haben würde als andere, unbefangen mit Gefühlen umzugehen. Allmählich nahm er seine Gefühle intensiver und tiefer wahr.

Zusammenfassung

Auch für schizoide Menschen ist es wichtig, dass sie beginnen, die wahren Hintergründe ihrer Schwierigkeiten zu verstehen. Mit Hilfe der Selbstwertanalyse werden geheime Programme, aber auch neue Perspektiven deutlich. Je nach Schweregrad wird es eventuell längere Zeit dauern, bis die Gefühlsblockaden beginnen, sich zu lockern. Mit Hilfe des neuen Programms *Ich habe ein Recht auf meine Gefühle* lernen die Betroffenen, über ihre Angst, erdrückt und manipuliert zu werden, zu reden. Die Tatsache, dass sie über ihre Gefühle sprechen, lässt sie im Kontakt bleiben. Sie lernen, dass es möglich ist, sich auf Abhängigkeit einzulassen, ohne sich selbst zu verlieren. Wichtig ist für die Betroffenen zu spüren, dass sie selbst ihre Persönlichkeitsentwicklung steuern und dass sie lernen können, Nähe und Distanz zu regulieren. Angst, die Kontrolle zu verlieren, wieder ausgeliefert zu sein (z. B. einem bedrängenden Partner), kann sie wieder zum Rückzug animieren.

Tabelle 6: Selbstwertanalyse der schizoiden Persönlichkeit

Geheime Programme	Gegenprogramme	Neue Programme	Neues Verhalten
• Ich bin nicht willkommen. • Nähe ist gefährlich. • Ich bin ausgeliefert. • Ich genüge nicht. • Ich bin nicht satt geworden. • Ich bin wertlos. • Ich habe kein Recht auf Freude.	• Rückzug, Isolation, • Partnerschaft, die aus der Isolation erlösen soll, • Zurückweisung, • Konfliktvermeidung, • Tagträume, • Computerspiele, • Alkohol, Drogen, • Maske, Gleichgültigkeit, • Gefühle verleugnen / verdrängen.	• Ich bin willkommen. • Ich genüge immer. • Ich habe ein Recht auf meine Gefühle. • In mir ist alles, was ich brauche, um mit anderen Menschen gut zurechtzukommen. • Ich habe ein Recht auf meinen Ärger. • Ich habe ein Recht auf Freude. • Ich habe Glück verdient.	• Ich entwickle ein unabhängiges Selbstwertgefühl. • Ich suche Kontakte, ich gehe auf andere Menschen zu. • Ich spreche über meine Gefühle. • Ich werte mich nicht mehr ab. • Ich interessiere mich für die Gefühle meiner Mitmenschen. • Ich suche und arbeite an optimistischen Blickwinkeln. • Ich spreche meine Bedürfnisse direkt an. • Ich spreche über die Dinge, die mich ärgern. • Ich teile meine Freude mit und entwickle den Glauben daran, dass ich Glück verdient habe. • Ich will wissen, wie ich auf andere wirke; ich will wissen, wie ich andere eventuell gegen mich aufbringe.

Die Borderline-Persönlichkeitsstörung

Geheime Programme und Gegenprogramme

Bei Borderline-Patienten sind die inneren Programme meist nicht so geheim wie bei anderen. Sehr offen lassen sie das Bild, das sie von sich selbst haben, nach außen deutlich werden: *Ich bin schlecht, ich hasse mich selbst, ich bin der letzte Dreck* sind Aussagen, die vielen Betroffenen leicht über die Lippen kommen – eine Offenheit, die schon einen selbstverletzenden Charakter hat, die bestürzt und in intensive Kontakte hineinzieht. Das ist auch häufig der Zweck: zu erschrecken und Kontakt förmlich zu erzwingen. Selbstabwertung ist demnach auch ein Gegenprogramm, man will provozieren. Die eigentlichen Hintergründe für das bizarre, oft destruktive und unberechenbare Verhalten liegen in dem geheimen Programm *Ich bin nicht willkommen*.

Die Borderline-Störung spiegelt sich im Grimm'schen Märchen *Hans mein Igel* wider.[9] Ein Bauer, der sich sehnlichst ein Kind wünscht, bekommt schließlich einen Sohn, der oben wie ein Igel und unten wie ein Junge aussieht. Die Eltern sind verzweifelt, sie wollen ihn nicht haben und legen ihn hinter den Ofen. In der Figur Hans mein Igel bilden sich die radikalen Gegensätze ab, die es in Menschen mit einer Borderline-Störung gibt: oben die unberührbaren Igelstacheln, die alles zerstechen, das ihnen zu nahe kommt, und unten der verletzliche, kindliche Körper eines Jungen. Das Abweisende und das Anziehende liegen nah beieinander, und so spalten Borderliner die Welt in Schwarz und Weiß – als gäbe es keine Mitte, keinen Ausgleich und keinen Kompromiss. Entweder ist jemand für sie oder gegen sie. Die innere Welt ist chaotisch und die Stimmung von Borderlinern ist instabil und unberechenbar. Gerade noch gut gelaunt und zugewandt, kann innerhalb von Sekunden Aggression und Zerstörungswut einsetzen.

Hans mein Igel hat zwei Wünsche, die ihm sein Vater auch erfüllt, damit er ihn loswird. Das eine ist ein Dudelsack und das andere ein Hahn, auf dem er fortreitet. Die Musik, die Hans mein Igel mit dem Dudelsack macht, tröstet ihn in seiner Einsamkeit. Gleichzeitig steht der Dudelsack für Kreativität, die sich oft in außerordentlicher künstlerischer Begabung ausdrückt. Manche Künstler sind zerrissen in ihrer Persönlichkeit und ihre exzessive Schaffenswut ist Ausdruck innerer Not. Der Hahn ist das Sinnbild für den Stolz, den diese Menschen in sich tragen. Er ist ihr Überlebensmechanismus in tiefster Verzweiflung. Er ist Teil ihres Trotzes, der sich immer dann besonders zeigt, wenn sie sich abgelehnt und zurückgewiesen fühlen. Mit ihrem bizarren und provozierenden Verhalten sorgen sie selbst immer wieder für Zurückweisungen; die Programmierung *Ich bin nicht willkommen* wird bestätigt. Ihr Leben ist Kampf, und Außenstehende fragen sich, woher sie diese extreme Energie nehmen.

Wie auch bei den anderen Persönlichkeitsstrukturen sind bei der Borderline-Störung die Gene mitbestimmend. Es gibt die sogenannten »resilienten« Menschen, die trotz schlechtester sozialer und emotionaler Bedingungen während ihrer Kindheit eine stabile Persönlichkeit entwickeln konnten. Umgekehrt kann es jedoch trotz stabiler familiärer Verhältnisse zu einer Borderline-Störung kommen. In diesen Fällen sind die Eltern verzweifelt, suchen die Schuld bei sich, da sie glauben, die Störung verursacht zu haben.

Bei meiner therapeutischen Arbeit treffe ich immer wieder Eltern, die trotz enormer Anstrengungen die negative Entwicklung ihrer Adoptivkinder nicht verhindern konnten. Sie sind nicht selten auch deshalb überfordert, weil sie etwas erreichen wollten, was nicht zu erreichen war. Die frühen Programmierungen sind offensichtlich nicht zu löschen, auch nicht durch Zuneigung, die später erfahren wird. Diese Eltern haben das Gefühl, dass alles, was sie geben, keine positive Wirkung und keine Bedeutung hat. Tatsächlich heilt Liebe nicht alle Wunden. Die Macht der frühen Programmierungen ist häufig viel stärker, und dies zu akzeptieren fällt schwer. Angehörige geraten oft in eine typische Co-Abhängigkeit. Sie verlieren die Kontrolle über ihr Helferverhalten und sind unfähig, es zu beenden. Sie erkennen nicht, dass sie selbst Hilfe benötigen, um den Teufelskreis der Abhängigkeit zu verlassen.

Meist sind Borderliner in schwierigen sozialen Verhältnissen aufgewachsen. Oft waren sie von vornherein unerwünscht, wurden etwa, wie oben erwähnt, zur Adoption freigegeben. In ihrer Lebensgeschichte finden sich häufig Misshandlungen, Vernachlässigungen, sexueller Missbrauch und chaotische Beziehungen. Nicht selten waren ihre Eltern suchtkrank und unfähig, dem Kind ein stabiles Gegenüber zu bieten. So gelang es diesen Menschen nicht, Urvertrauen zu entwickeln und Sicherheit in sich selbst zu finden.

Herr P. war dreizehn, als er nach einer zufälligen Verletzung eine gewisse Erleichterung spürte. Fortan begann er, sich an seinen Armen mit einer Rasierklinge zu schneiden. Wenn er den Schmerz spürte, nahm er Erleichterung wahr, der innere Druck wurde so geringer. Später nahm er Drogen, ebenfalls mit dem Ziel, den inneren Druck zu beseitigen.
Bei der Selbstwertanalyse wurde die frühe Ablehnung durch den suchtkranken Vater deutlich. Während er bei seiner Mutter erwünscht war, wurde er später von seinem Vater als »Altlast« bezeichnet. Nach der Trennung der Eltern verweigerte der Vater die fälligen Unterhaltszahlungen und stellte immer wieder in Frage, überhaupt der biologische Erzeuger zu sein.
Herr P. entwickelte negative Programme, die denen des Vaters vermutlich sehr ähnlich waren. Er fühlte sich wertlos und glaubte, selbst ein schlechter Mensch zu sein, als würde etwas von der negativen Energie seines Vaters in seine Persönlichkeit übergehen. Herr P. blieb auf die geheimen Programme fixiert, wurde selbst suchtkrank und ging chaotische Beziehungen ein.

Borderliner konnten nie das Gefühl, willkommen zu sein, entwickeln, daher ist auch das geheime Programm *Ich bin zu kurz gekommen* stark ausgeprägt. Gegenprogramme werden immer exzessiv ausgelebt, es sind Versuche, die innere Leere zu füllen. Dazu gehören Sport, riskantes, rücksichtsloses Autofahren, Geld auszugeben, Sex oder für Chaos zu sorgen. Häufig werden Drogen konsumiert, die eine beruhigende Wirkung haben, etwa Alkohol, Heroin, Benzodiazepine. Manchmal werden, als suchte man ein Gottesurteil, extrem gefährliche Dinge getan, wie z. B. das Springen von Brücken. Nicht nur männliche Betroffene sind sehr streitsüchtig und suchen ein Ventil für ihre innere Wut, indem sie Schlägereien provozieren. Borderliner leben häufig nach dem Motto *Wenn ich schon zu kurz gekommen bin, werde ich selbst dafür sorgen, dass ich etwas bekomme* – im Zweifel auch mit illegalen Mitteln.

Ein typisches Problem ist plötzliche Angst, die die Betroffenen überfällt und zu impulsiven Handlungen veranlasst. So sind sie unberechenbar für sich selbst und andere; die Stimmung droht ständig umzuschlagen, wodurch Zerstörungswut und Chaos entstehen. Alleinsein wird schlecht ertragen, denn die negativen geheimen Programme melden sich vor allem dann mit Macht, wenn nichts geschieht, wenn man eigentlich entspannt und ruhig sein könnte.

Borderliner suchen intensive, symbiotische Beziehungen, die einen sogenannten stabil-instabilen Charakter haben: Das einzig Stabile ist das Instabile. Die Partnerinnen und Partner sind dem mörderischen Chaos ausgeliefert, sie sind Spielball der ständig wechselnden Stimmungen, die zwischen bedingungsloser Liebe und abgrundtiefem Hass hin und her schwanken.

Diese Beziehungen stellen ein Gegenprogramm zu den geheimen Programmen dar. Die inneren Defizite sollen so beseitigt werden. Borderliner verlieren sich jedoch in einer Liebesbeziehung, weil sie ihrem extremen Hunger nach Liebe und Zuneigung *(Ich bin nicht satt geworden)* ausgeliefert sind. Unfähig, längere Zeit Nähe zu ertragen, schaffen sie dann mit radikalen Mitteln Distanz, etwa indem sie Streit provozieren. Nachdem sie auf destruktive Weise Abstand geschaffen haben, geraten sie in eine Verlassenheitsdepression. Um dem unerträglichen Alleinsein zu entkommen, wird mit allen Mitteln versucht, die Beziehung wieder zu heilen. Dieses Muster wiederholt sich, und die Partnerinnen und Partner geraten in eine Co-Abhängigkeit, aus der sie sich nicht so leicht lösen können. Sie fühlen sich immer wieder tief verletzt und wenig später von absoluter Liebe angezogen.

Neue Programme

Borderline-Patienten finden mit Hilfe der Selbstwertanalyse in der Regel zum ersten Mal eine für sie nachvollziehbare Erklärung ihrer Störung. Da ihre inneren Programme nicht so geheim sind wie bei anderen Menschen, fällt es ihnen weniger schwer, sie zu erkennen. Außerdem sind sie der eigenen Person gegenüber meist von rücksichtsloser Offenheit. Dies bedeutet in aller Regel jedoch nicht, dass die Installation neuer Programme leicht ist.

Die Selbstwertanalyse beginnt immer mit der Frage: *War ich willkommen?* Borderline-Patienten verneinen in aller Regel diese Frage. Sie können klar erkennen, dass sie nicht willkommen waren und sich letztlich nie willkommen fühlen. Dieses Gefühl dominiert das Leben, und der Blick richtet sich fast permanent auf diese zentrale Frage, so als gäbe es nichts anderes. Borderliner spalten die Welt in zwei Lager: *Entweder bist du für mich oder du bist gegen mich.* Alles oder nichts – Schwarz oder Weiß. Es scheint, als gäbe es keine Zwischentöne.

Die neuen Programme zu installieren, fällt schwer. Anscheinend fühlt man sich auf der dunklen Seite oder hart am Abgrund sicherer als am festen Ufer. Man muss bereit sein, den »Igelpelz« abzulegen. Hilfreich ist es, sich an Strukturen, Regeln und Vorgaben zu halten, die dazu beitragen, dass sich auch innere Strukturen bilden, die Halt geben. Ein neues Programm lautet: *Ich bin für meine Stimmung selbst verantwortlich*. Wenn es bis dahin üblich war, den destruktiven Impulsen einfach nachzugeben, geht es jetzt darum, z. B. auf Selbstverletzung zu verzichten (abstinent werden).

Um im Hier und Jetzt das auffällige Verhalten zu bearbeiten, ist fast immer eine stationäre Therapie sinnvoll.

In der Behandlung von Borderline-Patienten hat sich die Arbeit mit Skills bewährt. Betroffenen mit selbstverletzendem Verhalten wird geraten, in eine scharfe Peperoni zu beißen, statt sich selbst zu verletzen. Die Massage des eigenen Körpers mit einem Igelball vermittelt ein besseres Körpergefühl. Gefühle von Leere, aggressive und depressive Impulse lassen sich mit Hilfe von Skills, die individuell abgestimmt werden, besser ertragen und kontrollieren. Oft wird der eigene Körper wie ein Fremdkörper erlebt. Gut zu sich selbst zu sein und liebevoll mit dem eigenen Körper umzugehen, will geübt werden. Dabei helfen Programme wie *Ich bin wertvoll*.

> Eine Patientin mit einer Borderline-Störung berichtet nach einigen Wochen, dass es ihr zu Beginn der Arbeit mit den neuen Programmen sehr geholfen habe, den Blick vor allem auf die Menschen zu richten, die ihr positiv gegenüberstanden. Im Laufe der Zeit habe sie dann gemerkt, wie sich das neue Programm verfestigte. Sie wurde mutiger und konnte ertragen, von anderen kritisch gesehen zu werden. Ihr Selbstbewusstsein und ihre Selbstsicherheit wurden langsam stabiler. Sie sagte: »So etwas hätte ich mich früher nie getraut!«

Der Schwierigkeit, Nähe zuzulassen, sollte Rechnung getragen werden. So ist es für diese Menschen einfacher, nicht in einer gemeinsamen Wohnung mit dem Partner bzw. der Partnerin zu leben. Die eigene Wohnung dient als Ort des Rückzugs. Ein neues Programm lautet: *Ich habe ein Recht auf meine Gefühle*. Es bedeutet auch: Man kann darüber reden, wenn ein Zuviel an Nähe unbehaglich wird. Man muss nicht Streit anzetteln, wenn man Distanz herstellen möchte.

Ein anderes neues Programm lautet: *Ich bin normal.* Borderliner haben immer wieder hören müssen, dass sie nicht normal sind. Mit Hilfe der Selbstwertanalyse lernen sie zu verstehen, dass extrem negative, innere Programme ihr bizarres Verhalten verursachen und dass es normal ist, mit den entsprechenden Gegenprogrammen zu reagieren. Ihre Schwierigkeiten sind verständlich, und sie sind nicht die Einzigen, die so handeln müssen.

Im Laufe der Zeit wirken neue Programme beruhigend. Ängste lassen sich besser kontrollieren, und die unbändige Energie, die vielen Borderlinern zur Verfügung steht, kann jetzt konstruktiv genutzt werden. Die Aussage eines Patienten lautete: *Die Energie, die ich früher in meine Selbstzerstörung gelenkt habe, setze ich jetzt für meine persönliche Weiterentwicklung ein.* Dies bedeutet auch, achtsam mit dem eigenen Körper umzugehen und auf exzessive Verhaltensweisen (in Bezug auf Sport, Essen, Drogen, Sex usw.) zu verzichten.

Mit Hilfe der Selbstwertanalyse gelingt es, die Verantwortung für das Selbstwertgefühl und das eigene Leben zu übernehmen. Dazu gehört auch die Auseinandersetzung mit den Eltern, die entweder idealisiert oder verteufelt werden. Es gilt, ein realistisches Bild von ihnen zu erarbeiten, ihre geheimen Programme zu verstehen und damit auch ihre Unfähigkeit zu erkennen, das zu geben, was sie eigentlich hätten geben müssen. Ein wichtiger Schritt ist auch für Borderliner, ihren Eltern zu verzeihen. Siehe dazu auch den Abschnitt »Die Kunst zu verzeihen«, Seite 182ff.

Zusammenfassung

Die innere Welt des Menschen mit einer Borderline-Störung ist chaotisch. Es scheint nur schwarz oder weiß zu geben: Entweder bist du für mich oder gegen mich. Beziehungen haben einen sogenannten stabil-instabilen Charakter: Das einzig Stabile ist das Instabile. Ihrer großen Sehnsucht nach Nähe steht die Unfähigkeit, Nähe zu ertragen, im Wege. Ihr Verhalten ist in vieler Hinsicht exzessiv: in Bezug auf Autofahren, Geldausgeben, Suchtmittelkonsum etc. Nicht selten gehören selbstverletzendes Verhalten und das Drohen mit Suizid oder Suizidversuche zum Erscheinungsbild der Störung.

Das geheime Programm *Ich bin nicht willkommen* ist dominant. Borderliner leiden unter einem tiefen Gefühl von Wertlosigkeit, etwa *Ich bin der letzte Dreck*. Mit Hilfe der Selbstwertanalyse lernen sie, ihre Störung zu verstehen und entwickeln über neue Programme ein stabiles Selbstwertgefühl. Voraussetzung ist, dass sie bereit sind, die Verantwortung für die eigene Person zu übernehmen. Meist ist eine stationäre psychotherapeutische Behandlung erforderlich.

Tabelle 7: Die Selbstwertanalyse bei Borderline-Störung

Geheime Programme	Gegenprogramme	Neue Programme	Neues Verhalten
• Ich bin nicht willkommen.	• exzessive Leistung,	• Ich bin willkommen / Ich heiße mich willkommen.	• Ich überzeuge mich immer wieder von der Richtigkeit der neuen Programme.
• Ich genüge nicht.	• Trotz,	• Ich bin wertvoll.	• Ich lenke meine Aufmerksamkeit auf die Menschen, die mich willkommen heißen, suche ihre Nähe und vertraue ihnen.
• Ich bin der letzte Dreck.	• Flucht in die Depression,	• Ich bin eine erwachsene Frau / ein erwachsener Mann.	• Ich nehme mich selbst an und leiste Trauerarbeit.
• Ich bin wertlos.	• Chaos herstellen, Streit, Drama, Zerstörung, Vorwürfe, andere gegen sich aufbringen, mit Suizid drohen,	• Ich übernehme Verantwortung für mein Leben.	• Ich hole mir Rückmeldungen von anderen.
• Ich will Kind bleiben.	• riskantes, rücksichtsloses Verhalten (von Brücken ins Wasser springen, illegale Autorennen etc.),	• Ich verzeihe mir.	• Unangemessene Hilfewünsche weise ich zurück.
• Ich bin nicht satt geworden.	• Schwarz-Weiß-Denken,	• Ich genüge immer / Ich genüge mir immer.	• Ich nehme mich selbst wichtig; ich sorge für mich; ich gehe achtsam mit mir um.
• Ich bin ausgeliefert.	• exzessives Verhalten bei: Geldausgeben, Sex, Kaufen, Essen, Spielen, usw.	• Ich bin wertvoll.	• Ich verzichte auf Trotz, Chaos, Sex als Droge, exzessives Verhalten und Selbstzerstörung.
• Ich bin nicht normal.	• Kopfkino,	• Ich bin ein Gewinner.	• Ich mache mich nicht mehr von der Bewertung anderer abhängig.
• Die Welt ist unsicher.	• selbstausbeuterisches Helfen,	• Ich bin selbst für meine Stimmung verantwortlich.	• Ich lebe im Hier und Jetzt und sorge für Struktur.
	• Selbstverletzung (Schnippeln),	• Ich vertraue mir.	• Ich spreche meine Ängste an.
	• Alkohol, Drogen,	• In mir ist alles, was ich brauche.	• Ich arbeite mit Skills.
	• sofortige Bedürfnisbefriedigung,	• Ich bin normal.	• Ich lerne, Nähe zuzulassen.
	• Sucht nach Anerkennung,		• Ich nutze meine Energie für meine persönliche Entwicklung und lebe meine Fähigkeiten.
	• Grübeln,		• Ich gehe planvoll mit meinem Geld um.
	• Tagträume,		• Ich praktiziere Meditation und beschäftige mich mit Spiritualität.
	• süchtige Beziehungen.		

Sexuelle Traumatisierung

Fast in regelmäßigen Abständen werden über die Presse neue Missbrauchsskandale bekannt, etwa der Missbrauchsskandal in der katholischen Kirche, der im Januar 2010 durch eine E-Mail des Jesuitenpaters Klaus Mertes ausgelöst wurde. Zuvor waren es Kinderschänderbanden, die entdeckt wurden, und auch der Sextourismus nach Asien und Lateinamerika ist längst nicht verschwunden. Die zurzeit aktuelle Diskussion lässt jedoch weitgehend die Tatsache unberücksichtigt, dass sexueller Missbrauch an Kindern in vielen Familien zum Tagesgeschehen gehört. Das Problem wird nur sehr unzureichend gesehen, und die millionenfache sexuelle Ausbeutung von Kindern unterliegt einer kollektiven Verdrängung. Die Opfer kommen selbst vor Gericht aus juristischen Gründen oft nicht zu ihrem Recht. Hauptsächlich sind Mädchen und Frauen Opfer sexueller Übergriffe, aber auch Jungen sind betroffen.

Sexueller Missbrauch bzw. sexuelle Gewalt ist immer eine traumatische Erfahrung. Expertinnen und Experten gehen davon aus, dass fünfzig Prozent der Menschen, die in der Kindheit sexuell missbraucht wurden, auch noch Jahrzehnte nach dem Übergriff an der sogenannten Posttraumatischen Belastungsstörung leiden. Ein Trauma hat starke Auswirkungen auf die Seele der Betroffenen: Das Leben gerät aus dem Gleichgewicht, die Lebensfreude verschwindet, Ängste, Schlafstörungen und Albträume belasten das Dasein. Das Leben ist zu einer Last geworden. Die Folgen von sexuellem Missbrauch und sexueller Gewalt sind darüber hinaus sehr unterschiedlich: Die Betroffenen kommen wegen psychosomatischer Beschwerden, Zwangsstörungen, Depressionen, selbstverletzendem Verhalten, Suchtkrankheiten oder einem gestörten Essverhalten in die Therapie. Nicht selten wird der eigene Körper, an dem die schrecklichen Handlungen vorgenommen wurden, zum Feind, den man am liebsten loswürde. Ekel, Abscheu und Ohnmacht mussten ertragen werden.

Kinder reagieren mit verschiedenen psychischen Symptomen: Weglaufen, Schule-Schwänzen, Essstörungen, Leistungsverweigerung, Tagträumen, depressivem Rückzug, Aggressivität, Sprachlosigkeit und selbstverletzendem Verhalten. Alle Lebensfreude scheint verschwunden.

Die Kinder »funktionieren« wie Marionetten, meist spielen sie ihre Rolle perfekt.[10]

Frau S. wurde als Kind von ihrer Mutter besonders streng und autoritär erzogen. Auch kleinere Fehler oder Unregelmäßigkeiten wurden hart, nicht selten mit Schlägen bestraft. Ihre Gefühle musste sie schon früh unterdrücken und lernte so, sich anzupassen. Im Schwimmverein wurde sie von ihrem Trainer sexuell missbraucht. Sie traute sich nicht, sich ihrer Mutter anzuvertrauen, vielmehr fühlte sie sich schuldig und schmutzig. Ihr Leben wurde qualvoll, sie entwickelte einen Waschzwang und eine Essstörung (Bulimie). Das Gefühl, nicht normal zu sein, zog sich wie ein roter Faden durch ihr Leben. In ihren ersten Liebesbeziehungen hatte sie z. B. große Probleme, körperliche Nähe und Intimität zuzulassen. Aufgrund ihres gestörten Selbstwertgefühls versuchte sie, mit Perfektionismus den Erwartungen aller zu genügen.

Das Selbstwertgefühl von Kindern, die sexuell missbraucht wurden, war häufig schon vor der Traumatisierung gestört. Oft ist die Beziehung zur Mutter oder einer anderen nahen Bezugsperson nicht stabil und Halt gebend. Wenn die Bezugsperson selbst schwach und abhängig ist, kann sie das Gefühl von Sicherheit nicht ausreichend vermitteln. Täter spüren intuitiv, dass sie ein Kind (Mädchen oder Junge) missbrauchen können, weil es schutzlos ist. Dazu gehören oft Kinder, die von vornherein nicht willkommen waren, die nicht genügen können oder nicht ernst und wichtig genommen werden. Sie wagen es nicht, sich mit ihrem Leid anzuvertrauen. Und wenn sie es tun, erleben sie häufig Zurückweisung, werden beschimpft und ihnen wird die Schuld am Übergriff gegeben. Sie werden dadurch tief verletzt und fühlen sich alleingelassen, zurückgewiesen und beschmutzt.

Schwerwiegend sind die mit dem Missbrauch einhergehenden Ekelgefühle, die die Betroffenen schließlich auch für den eigenen Körper empfinden. Sie versuchen, den Ekel abzuwaschen, etwa mit stundenlangem Duschen. In vielen Fällen liegt hier die Ursache für eine gestörte Sexualität. Auch sogenannte Flashbacks treten häufig auf: spontane Rückerinnerungen an den sexuellen Übergriff, die das Lebensgefühl im Hier und Jetzt extrem belasten.

Die Betroffenen versuchen, nach außen ein unauffälliges Bild zu vermitteln. Aus Angst und Scham verschweigen sie ihre traumatischen Erfahrungen. Später treten psychische Symptome wie Ängste, Depressionen, Süchte, Bulimie oder Anorexie in den Vordergrund. Oft wird versucht, diese Symptome zu behandeln, ohne die Missbrauchserfahrungen zu berücksichtigen. In aller Regel ist dies aber nicht erfolgreich.

Geheime Programme und Gegenprogramme

Die inneren Programme können mit Hilfe der Selbstwertanalyse identifiziert werden. Oft dominiert das geheime Programm, nicht willkommen zu sein. Alle weiteren Schwierigkeiten bauen darauf auf. Vor allem aber geht es um eine innere Grenzverletzung, die tiefe Verzweiflung verursacht. Fast immer haben missbrauchte Menschen es schwer, sich abzugrenzen, Nein zu sagen und sich gegen unberechtigte Forderungen zur Wehr zu setzen. Sie fühlen sich schuldig und wertlos. Da sich die belastenden Ereignisse nicht rückgängig machen lassen, leiden die Betroffenen unter dem Gefühl, keine Hoffnung zu haben und verloren zu sein. Durch die einschneidende Missbrauchserfahrung werden innere Sicherheit und Stabilität zerstört. Sie fühlen sich ausgeliefert und geraten unausweichlich in eine Opferrolle. Das geheime Programm lautet *Ich bin ausgeliefert,* und die Angst, sich nicht genügend zur Wehr setzen zu können, ist ständiger Begleiter. In der Fachsprache ist die Rede von einer Opferidentität, die die Betroffenen immer wieder auf die Opferrolle fixiert.

Typische geheime Programme von Betroffenen lauten:
- *Ich genüge nicht.*
- *Ich bin wertlos.*
- *Ich bin schuldig.*
- *Ich bin ausgeliefert.*
- *Ich bin verloren.*
- *Ich darf mich nicht wehren.*
- *Es gibt keine Gerechtigkeit.*
- *Die Welt ist schlecht.*

Die Opferrolle zu verlassen, scheint den Betroffenen unmöglich. Sie leiden unter einer tiefen Hoffnungslosigkeit, denn die Ereignisse lassen sich nicht rückgängig machen. Das Gefühl, verloren zu sein und dass der

Weg zum Glück versperrt ist, verursacht seelischen und körperlichen Schmerz. Die Betroffenen machen sich selbst dafür verantwortlich, dass sie es nicht schaffen, sich aus der verzweifelten Situation zu befreien. *Ich genüge nicht, weil ich es nicht schaffe, mich zu wehren und die Missbrauchserfahrung zu vergessen.* Dies bedeutet, dass sich Wut und Hass letztlich gegen die eigene Person richten.

Frau O. ist voller Wut über den frühen sexuellen Missbrauch, den sie durch ihren Bruder erleben musste. Immer wenn sie Personen begegnet, die sie an ihn erinnern, steigen innere Verzweiflung und Groll auf. Nachts wird sie wiederholt von Albträumen geplagt. Frau O. versucht, den inneren Druck dadurch abzubauen, dass sie sich selbst verletzt. Sie schneidet sich mit Rasierklingen, reißt sich die Haare aus und fügt sich Schmerzen zu, indem sie sich schlägt.

Es ist nachvollziehbar, dass jeder Mensch, der diese inneren Programme in sich trägt, in den Teufelskreis von Verzweiflung und Selbstabwertung geraten muss. Der erste Schritt in einer Therapie ist daher auch, dies zu sehen und anzuerkennen. Wer die Opferrolle verlassen will, muss vor allem Wege finden, mit der Selbstabwertung aufzuhören.

Frau Z. wurde als junge Frau von einem Bekannten vergewaltigt. Er schlich sich heimlich in die Wohnung, während sie schlief, und überwältigte sie. Sie stand unter Schock und war unfähig, sich zu wehren. In der Folgezeit entwickelte Frau Z. die typischen Merkmale einer Posttraumatischen Belastungsstörung. Sie spürte fortwährend eine innere Unsicherheit und Unruhe. Menschen, die ihr zu nahe kamen, wies sie brüsk zurück. Ihrem Partner glaubte sie, sich nicht anvertrauen zu können. Sexualität mit ihm war seit der Vergewaltigung problematisch für sie. Die starken Erinnerungen verhinderten nicht nur jedes Lustempfinden, sondern erzeugten starke negative Gefühle. Mit allen möglichen Ausreden versuchte sie, Intimität möglichst zu verhindern. Meistens musste sie vorher Alkohol trinken, um sich zu entspannen und unbefangene Sexualität erleben zu können. Nachts wurde sie häufig von Albträumen geplagt, in denen sie von einer übermächtigen Person verfolgt wurde.

Die Arbeit mit den neuen Programmen wollte Frau Z. nicht richtig gelingen. Dies ist nachvollziehbar, da die Traumatisierung das Selbstwertgefühl massiv beschädigte und keinen Raum für Veränderung zuließ. Um die anhaltende Belastung zu verringern, wurde zunächst eine Traumatherapie durchgeführt. Mit Hilfe einer EMDR-Therapie[11] wagte Frau Z. es, sich die sehr ängstigende und äußerst qualvolle Situation noch einmal vorzustellen, sie nun neu ins Bewusstsein zu integrieren, um sie dann zunehmend »loslassen« zu können. Allmählich verloren die Ereignisse ihren Schrecken.

Die Albträume verschwanden, nachdem sie tagsüber begann, die erschreckenden nächtlichen Szenen mit Hilfe einer Imagination zu einem für sie positiven Ende zu bringen. Sie stellte sich bildhaft vor, wie sie den Verfolger mit einem Stock erschlug. Dies verschaffte ihr ein Gefühl von Stärke und Unabhängigkeit.

Nachdem das Trauma behandelt war, gelang auch die Arbeit mit neuen Programmen. Frau Z. erkannte, dass sie schon früh ein abhängiges Selbstwertgefühl entwickeln musste. Sie konnte der dominanten Mutter nie genügen. Ihr typisches Gegenprogramm war Anpassung. Während der Therapie arbeitete sie an dem Thema Selbstbehauptung. Sie lernte, sich angemessen zu wehren und ihre persönlichen Grenzen deutlich zu machen. Die Beziehung zu ihrem Mann, die zuvor von vielen Ängsten dominiert wurde *(Ich genüge nicht)*, veränderte sich, da es ihr immer besser gelang, ihm auf Augenhöhe zu begegnen.

Die offene Aussprache bezüglich der sexuellen Schwierigkeiten machte eine vorsichtige Annäherung der beiden Partner möglich. Von großer Bedeutung war, dass Frau Z. sich selbst erlaubte, die Kontrolle darüber zu behalten, was mit ihrem Körper und mit ihrer Sexualität geschah.

Fortgesetzte sexuelle Traumatisierung – sexuelle Hörigkeit

In manchen Fällen ist zu beobachten, dass Opfer sexueller Traumatisierung immer wieder Kontakt zum Täter suchen und sich weiter ausbeuten lassen. Für Außenstehende ist dies schwer nachvollziehbar. Auch hier geht es darum, die innere Dynamik zu verstehen.

Wie oben beschrieben, wird das Selbstwertgefühl durch die Missbrauchserfahrung erheblich beschädigt und die Psyche des betroffenen Menschen zutiefst verletzt. Die Betroffenen haben das unerträgliche Gefühl, etwas ganz Elementares – ihr Selbst und ihren Selbstwert – verloren zu haben. So ist es verständlich, wenn ein starker Wunsch besteht, es zurückzugewinnen. Aber wo soll man suchen? Normalerweise gilt die Regel, dass man, wenn man etwas verloren hat, da suchen muss, wo dies geschah. Fatalerweise versuchen einige Betroffene, die Missbrauchserfahrung dadurch rückgängig zu machen, dass sie sich wieder dem Täter bzw. anderen Tätern zuwenden. *Lieber etwas völlig Unsinniges tun, als gar nichts!* Auch wenn sie wissen, dass der erneute Täterkontakt keineswegs eine Aufwertung ihrer Person bewirkt, sondern sie dadurch erneute Demütigung und Verlust von Selbstachtung erfahren müssen, existiert bei vielen Betroffenen ein innerer Zwang, das Destruktive zu wiederholen. Die inneren Programme werden bestätigt und verstärkt. Der Selbsthass führt zum Wunsch nach Selbstbestrafung. Nicht selten geraten Menschen so in die Prostitution. Ein solches Verhalten ist ein typisches Gegenprogramm. Die Opfer geraten in einen Teufelskreis, der Scham, Schuld und Selbsthass verstärkt. Der Wunsch nach Selbstbestrafung wird dadurch befriedigt, dass man sich wiederum missbrauchen lässt.

Damit die neuen Programme installiert werden können, ist der Kontakt zum Täter (zu Tätern) radikal einzustellen. Es gilt, auf selbstschädigendes Verhalten zu verzichten. Die Alternative ist eine Traumatherapie und die Arbeit an neuen Programmen, die dem Wunsch nach Selbstbestrafung entgegenwirken. Meist ist hier der geschützte Raum einer therapeutischen Gemeinschaft notwendig.

Neue Programme

Wie bereits erwähnt, ist die Arbeit mit neuen Programmen meist erst erfolgreich, wenn zuvor eine spezielle Traumatherapie durchgeführt wurde. Erst danach lässt sich das Selbstwertgefühl »aufrichten«. Typischerweise benötigen die Betroffenen häufig das neue Programm *Ich bin willkommen,* da sie von vornherein nicht erwünscht waren. Oft muss gelernt werden, der eigenen Wahrnehmung zu trauen: *Ich traue meiner Wahrnehmung.* Täter weisen die Schuld immer dem Opfer zu. Ein neues Programm lautet daher auch: *Ich bin frei (von Schuld).* (Nicht: *Ich bin unschuldig,* da das Unbewusste immer nur »schuldig« verstehen würde.) Weitere neue Programme wie *Ich bin wertvoll, Ich habe Glück verdient* stellen das Selbstwertgefühl vom Kopf auf die Füße. Nicht selten ist das Programm *Ich bin nicht zuständig* erforderlich, damit das Verlassen der

Opferrolle gelingt. Letztlich geht es darum, die Verantwortung für das eigene Leben zu übernehmen und den eigenen Körper zu akzeptieren.

Zusammenfassung

Durch die intensive Berichterstattung über den Missbrauchsskandal in der katholischen Kirche wurde das Thema sexuelle Gewalt weiter enttabuisiert. Auch die Berichte über die massenhaften Vergewaltigungen von Frauen in Indien, die weltweit Aufmerksamkeit erregten, sowie über die vielen Fälle von Zwangsprostitution haben verstärkt ins Bewusstsein gerückt, wie sehr Frauen – auch in westlichen Ländern – noch immer missachtet, gequält und sexuell ausgebeutet werden. Was das Thema sexueller Missbrauch von Kindern betrifft, geraten in letzter Zeit nun auch zunehmend Mütter als Täterinnen in den Fokus. Männer, die den Kontakt zu einer Domina suchen, sind häufig Missbrauchsopfer ihrer Mütter. Aber auch Töchter können sexuellen Übergriffen durch die Mutter ausgeliefert sein. Die Schwelle, dies transparent zu machen, ist offensichtlich wesentlich höher als in den Fällen, in denen z. B. der Vater oder eine andere männliche Person der Täter ist. Unabhängig davon, ob die Täter männlich oder weiblich sind – fast immer waren sie selbst in der Kindheit Opfer sexuellen Missbrauchs.

Mit Hilfe der Selbstwertanalyse lassen sich die Folgen der Traumatisierung erkennen und bearbeiten. Nicht selten sind es quälende Symptome wie eine depressive Erkrankung, eine Sucht oder andere psychosomatische Störungen, die die Betroffenen in eine psychotherapeutische Behandlung bringen.

Tabelle 8: Die Selbstwertanalyse bei sexueller Traumatisierung

Geheime Programme	Gegenprogramme	Neue Programme	Neues Verhalten
• Ich bin nicht willkommen. • Ich bin wertlos. • Ich bin verloren / Ich bin ohne Hoffnung. • Ich bin schuldig. • Ich genüge nicht. • Ich habe kein Recht auf Freude. • Ich bin nicht satt geworden.	• Leistung, • Anpassung/Trotz, • Perfektionismus, • Essen/Hungern, • Alkohol, • Selbstverletzung, • destruktive Beziehungen, • depressiver Rückzug, • wiederholter Kontakt zum Täter (fortgesetzter Missbrauch), • Helfersyndrom, • Tagträume.	• Ich traue meiner Wahrnehmung. • Ich bin willkommen. • Ich bin wertvoll. • Ich bin frei (von Schuld). • Ich genüge mir. • Ich habe ein Recht auf meinen Ärger. • Ich habe ein Recht auf Freude. • Ich habe Glück verdient. • In mir ist alles, was ich brauche. • Ich bin für mich verantwortlich. • Ich akzeptiere meinen Körper.	• Ich stehe zu meiner Wahrheit. • Ich gehe auf das Trauma zu (Traumatherapie). • Ich stelle den Kontakt zum Täter ein. • Ich grenze mich ab; ich sage Ja und Nein. • Ich entwickle ein unabhängiges Selbstwertgefühl. • Ich werte mich nicht mehr ab. • Ich suche und arbeite an optimistischen Blickwinkeln. • Ich spreche meine Bedürfnisse direkt an. • Ich spreche über die Dinge, die mich ärgern. • Ich teile meine Freude mit und entwickle den Glauben daran, dass ich Glück verdient habe. • Ich verlasse die Opferrolle.

Teil 3
Selbstwertanalyse und Selbstwertentwicklung in der Praxis

Die heilende Kraft der Selbstvergebung

Heilende Bilder im Neuen Testament

Werft das Netz auf der rechten Seite des Bootes aus, und ihr werdet etwas fangen. (Joh 21,6)

Man kann das Neue Testament wie ein Lehrbuch zur Stärkung des Selbstwertgefühls lesen. Seine weisen Erkenntnisse und wirkungsvollen Anweisungen haben immer noch Gültigkeit. Wenn die symbolische Bildsprache des Orients, von der die neutestamentlichen Texte geprägt sind, entschlüsselt wird, können die biblischen Bilder ihre heilende Kraft auch in der Therapie entfalten. Dort begegne ich immer wieder Menschen, die sich viele Jahrzehnte lang abgemüht haben, in ihrem Leben etwas zu erreichen, und die, obwohl sie ihre ganze Energie für den Erfolg eingesetzt haben, trotzdem immer wieder das Gefühl haben, mit leeren Händen dazustehen. Das innere Gefäß will sich einfach nicht füllen.

Ein solcher Mensch war auch Herr T. Er hatte sich mit großem Einsatz ein mittleres Unternehmen aufgebaut. Er arbeitete mindestens zwölf Stunden täglich, auch an den Wochenenden. Der materielle Wohlstand wuchs immer weiter. Aber die Beziehung zu seiner Frau war im Laufe der Zeit immer schlechter geworden. Er hatte »Geschäftsfreunde«, darüber hinaus hatte er keinerlei tiefere Freundschaften. Mit dem Argument, seiner Familie etwas bieten zu müssen, rechtfertigte er seinen enormen Arbeitseinsatz. Als er krank wurde und nicht mehr arbeiten konnte, fühlte er sich leer und verbittert. Alle seine Anstrengungen waren umsonst gewesen, er hatte nichts, worüber er sich wirklich freuen konnte.

Wer beginnt, mit den neuen Programmen zu arbeiten, fängt quasi ein neues Leben an. Im Neuen Testament gibt es eine Geschichte, die dazu passt (Joh 21,4–6). Ich gebe sie hier mit eigenen Worten wieder:

Der auferstandene Jesus trifft seine Jünger, die ihn aber nicht erkennen, am frühen Morgen am Ufer. Sie waren während der Nacht draußen auf dem See gewesen, um zu fischen. Doch mit leeren Booten kehrten sie zurück. Jesus rät ihnen, noch einmal hinauszufahren und das Netz an der rechten Seite des Bootes auszuwerfen – in den Augen der Fischer, die ihr Handwerk verstehen, ein unsinniger Vorschlag. Denn nur nachts kann man auf den Booten Lichter anzünden, um die Fische anzulocken. Am helllichten Tag ist es ziemlich aussichtslos, überhaupt einen Fisch zu fangen. Kein Wunder, dass die müden Fischer nicht so recht wollen und nur widerwillig ans Werk gehen. Sie fangen dann aber so viele Fische, dass die Boote zu sinken drohen und sie das Netz kaum noch hochziehen können.

Die Geschichte, die hier erzählt wird, muss sich nicht tatsächlich so zugetragen haben, da es sich um eine symbolische Bildsprache handelt. Es geht nicht darum zu erklären, auf welche Weise am besten Fische gefangen werden – die eigentliche Botschaft, die vermittelt werden soll, ist vielmehr zu zeigen, wie man innerlich reich wird. Nicht der äußere Gewinn, etwa viele Fische gefangen zu haben, ist von wirklicher Bedeutung; das, was zählt, sind innere Freiheit und Zufriedenheit.

Es geht also eher darum, wie ein Mensch glücklich und erfolgreich wird. Die Anweisung, das Netz bei Tag an der rechten Seite des Bootes auszuwerfen, gilt jedem Menschen: Bestimmte Dinge darf man nicht der Nacht überlassen, man muss sie bei Tag tun, d. h. bei vollem Bewusstsein. Die Nacht steht dagegen für unbewusst, schlafend, verborgen, intuitiv, gedankenlos, gefühlsmäßig. So schleppt man wie im Schlaf auch die Altlasten, die geheimen Programme, mit sich herum, die eben immer wieder das Gefühl bewirken, trotz allem Bemühen nichts erreicht zu haben. Wenn das Bewusstsein ausgeschaltet ist, wird man möglicherweise von destruktiven Kräften dominiert. Die Jünger auf dem See gehen zunächst so vor, wie sie es immer getan haben, denn etwas anderes können sie sich als erfahrene Fischer überhaupt nicht vorstellen. Genau so ergeht es vielen heutigen Menschen: Sie bleiben im »bequemen Elend« und glauben fest daran, dass sie nichts ändern können. Es geht tatsächlich darum, wach zu werden und bewusst zu erkennen, von was es sich zu befreien gilt. Denn die geheimen Programme wirken aus dem Dunklen heraus, und nur neue Programme können diese radikale Veränderung bewirken. Das Netz an der »rechten Seite« auszuwerfen bedeutet doch, endlich neue Programme zu installieren. Dies sollte bei Tag, also bei vollem Bewusstsein geschehen.

Den Fischern will dies zunächst überhaupt nicht einleuchten, denn der Fremde, der ihnen das sagt, kann ja keine Ahnung haben, ist er doch noch nicht einmal ein Fischer. Diese Skepsis ist eine normale Reaktion auf eine Anweisung, die wie eine Zumutung erscheint. Man ist doch schon müde und jetzt soll man sich erneut anstrengen? Ähnlich ergeht es Menschen, die den neuen Programmen gegenüberstehen. *Ein neues Programm kann mir helfen? Das soll so einfach sein? Etwas, woran ich Jahrzehnte geglaubt habe, lässt sich ändern? Ich habe mich doch wie kein anderer abgemüht, habe gearbeitet, mich verausgabt, angestrengt – das soll alles vergeblich gewesen sein?* Man kann seinen Selbstwert nicht erarbeiten, denn er ist schon da. Wer also versucht, ihn mit Gewalt herbeizuzwingen, erreicht genau das Gegenteil. Trotzdem ist die Gefahr groß, dass Menschen mit den vertrauten Methoden, also mit Gegenprogrammen, versuchen, ihr Selbstwertgefühl zu verbessern. Viel zu sehr hat man aus dem Glauben gelebt, nur so, etwa mit besonderen Leistungen, etwas erreichen zu können. Im nächsten Abschnitt wird dies verdeutlicht.

»Eine Stimme aus dem Himmel« (Lk 3,22)

Das Neue Testament zeigt in vielen Bildern und Gleichnissen, wie Menschen zur Selbstliebe finden. Die Stimme, die aus dem Himmel kommt und zu Jesus spricht: *Du bist mein geliebter Sohn, an dir habe ich Gefallen gefunden* (Lk 3,22), ist ein Beispiel dafür. Diese Botschaft ist in Wahrheit an jeden Menschen gerichtet: Jeder darf sich als geliebte Tochter oder geliebter Sohn Gottes fühlen. Entscheidend ist, ob wir dies glauben können. Meist bleiben Menschen auf ihre geheimen Programme fixiert, die fest zum persönlichen Glaubenssystem gehören. Der Kontakt zu einer tieferen beglückenden Spiritualität bleibt vielen verschlossen. Wer seinem Vater oder seiner Mutter nicht genügen konnte, dem fällt es schwer sich vorzustellen, irgendjemandem zu genügen. Und wenn man nicht einmal sich selbst genügt, wie soll man denn Gott genügen?

Die Lösung liegt eher im Einfachen: Es gilt, das Gefühl herzustellen, »einfach so« da sein zu dürfen: *Du bist willkommen, dafür brauchst du nichts zu tun. Du genügst, so wie du bist, auch dafür brauchst du nichts zu tun.* Die inneren Antreiber dürfen endlich schweigen.

In einem bekannten Gleichnis verweist Jesus auf die Lilien: *Lernt von den Lilien, die auf dem Feld wachsen: Sie arbeiten nicht und spinnen nicht. Doch ich sage euch: Selbst Salomo war in all seiner Pracht nicht gekleidet wie eine von ihnen* (Mt 6,28–29). An einer anderen Stelle spricht Jesus von den Vögeln des Himmels: *Seht euch die Vögel des Himmels an: Sie säen nicht, sie ernten nicht und sammeln keine Vorräte in Scheunen; euer himmlischer Vater ernährt sie* (Mt 6,26). Meist wird dieses Bild nicht verstanden. Sollen die Menschen etwa aufhören zu säen und zu ernten? Der Sinn erschließt sich erst, wenn man es auf die Selbstverständlichkeit des Daseins bezieht. Es geht um das viele Menschen belastende Gefühl, sich seinen Wert erarbeiten, erkämpfen, erkaufen, erschleichen oder verdienen zu müssen. Doch der Wert eines jeden Menschen ist schon immer da, dafür braucht man und kann man nichts tun. Niemand wird durch Leistung oder Reichtum wertvoller. Allerdings ist dieser Irrglaube in einer Leistungs- und Konsumgesellschaft tief verankert.

Eher geht ein Kamel durch ein Nadelöhr, als dass ein Reicher in den Himmel kommt (Mk 10,25). Dieser bekannte Satz aus der Bibel trifft tatsächlich auf denjenigen zu, der ausschließlich auf materielle Dinge fixiert ist. Wer sein Selbstwertgefühl ausschließlich von seinem Besitz abhängig macht, findet weder zu Selbstliebe noch zu erfüllenden Beziehungen. Der »Himmel« ist für ihn schon im Hier und Jetzt verschlossen.

»Deine Sünden sind dir vergeben« (Lk, 5,20)

Wieder findet sich im Neuen Testament eine Szene, die verdeutlicht, wie Heilung möglich wird. Bevor Jesus einen Menschen heilte, erklärte er ihm mitunter zuerst, dass ihm seine Schuld vergeben sei – in religiöser Sprache: *Deine Sünden sind dir vergeben*. Dies muss als die eigentliche Heilung angesehen werden. Erst danach ist es möglich, dass auch körperliche Einschränkungen wirklich verschwinden.

Es gibt also eine Autorität, der man glaubt, dass die Sünden bzw. die Schuld tatsächlich vergeben sind. Und dann ist Heilung möglich. So heißt denn auch der Schlusssatz: *Dein Glaube hat dir geholfen* – der Glaube daran, dass die Sünden vergeben sind. Erst jetzt, da ein Mensch gut von sich selbst denken und entsprechend fühlen kann, ist er fähig, dem Teufelskreis des erneuten Schuldigwerdens zu entkommen. Nur ein Mensch, der daran glaubt, dass er gut ist, kann auch gut sein. Psychotherapeutisch müsste dies etwa so formuliert werden: *Versteh, dass die geheimen Programme sich schon früh in deinem Leben installiert haben, dass du daran unschuldig bist und dass du sie loslassen darfst. Du hast ein Recht auf neue, konstruktive Programme. Vieles von dem, was du dir selbst und anderen antun musstest, lässt sich auf die Existenz der destruktiven Programme zurückführen. Versteh, dass du unschuldig bist.*

Vielen Menschen fällt es jedoch schwer, sich selbst zu verzeihen. Es scheint oft viel einfacher, die Fehler anderer zu verstehen und zu verzeihen als die eigenen:

Herr G. glaubte, seine geheimen Programme verstanden zu haben, beklagte sich aber darüber, dass neue nicht zu installieren waren. Wie sehr er sich auch bemühte, er konnte nicht an die neuen Programme glauben. Bei der Auseinandersetzung mit den Blockaden entschloss er sich, über Ereignisse zu reden, die ihm sehr peinlich waren. In der frühen Jugend hatte er seine jüngere Schwester zum Sex überredet und mehrfach mit ihr geschlafen. Wegen dieses Missbrauchs hatte er große Schuldgefühle, die sich unweigerlich verstärkt meldeten, wenn er neue Programme installieren wollte.

Bei der Auseinandersetzung mit diesen Vorfällen wurde deutlich, dass Herr G. während der Kindheit Vernachlässigungen und Misshandlungen erlebt hatte. Die vermisste elterliche Liebe führte zu einem großen Hunger nach Zuneigung und Nähe. Die Beziehung zwischen den Geschwistern war gleichzeitig von extremem Hass und starker Zuneigung gekennzeichnet. Die fehlgeleitete Sexualität war Ausdruck der enormen emotionalen Bedürftigkeit. Sein Denken und sein Fühlen waren von den Programmen *Ich bin schlecht* und *Ich bin schuldig* bestimmt.

Herr G. konnte sich seine Verfehlungen zunächst nicht verzeihen. Erst nachdem er der Schwester einen Brief geschrieben hatte, in dem er ihr seine Schuldgefühle offenbarte, begann er, die Verantwortung für sein Verhalten zu übernehmen. Die notwendige Trauerarbeit ermöglichte ihm, sich selbst besser zu verstehen. In dem Maße, wie er sich selbst vergeben konnte, gelang es ihm auch, neue Programme zu installieren.

Selbstvergebung ist für viele Menschen schwierig. Sie können nicht glauben, dass sie Vergebung verdient haben, daher halten sie weiter an dem Glauben fest, schlecht zu sein. Dies muss fatale Folgen haben, da sich dadurch die geheimen Programme *Ich genüge nicht, ich bin schlecht, ich bin schuldig, ich bin wertlos* wiederum installieren. Die Betroffenen versuchen immer wieder, mit Hilfe ihrer Gegenprogramme aus der Klemme zu kommen. Der Teufelskreis des Schuldigwerdens wird nicht verstanden. Ihr Selbstwertgefühl ist und bleibt beschädigt. Wer aber unter ständigen Schuldgefühlen leidet, wird die Unbeschwertheit vermissen, die ein glückliches Leben ausmacht. Das Gefühl des Schuldigseins und der Wertlosigkeit macht unglücklich, missgünstig, aggressiv und böse. Dies ist der Nährboden für erneute schädliche Verhaltensweisen und wirkliches Schuldigwerden.

Leider scheint es einfacher zu sein, an den geheimen Programmen festzuhalten, als sich auf neue einzulassen. Das Gefühl, nicht zu genügen, gehört zum Menschen in dieser Leistungsgesellschaft, die vornehmlich auf Macht und Konkurrenz ausgerichtet ist. Ein Leben ohne den inneren Antreiber, der einen drängt, immer noch besser sein zu müssen, ist für viele nicht denkbar. Sie leben mit dem ständigen Schuldgefühl, sich eigentlich noch mehr anstrengen zu müssen. Menschen geben sich lieber selbst die Schuld, als zu akzeptieren, dass sie unmöglich hätten anders werden oder anders handeln können. *Es hätte mir nicht passieren dürfen!* ist eigentlich eine größenwahnsinnige Aussage. Viel stimmiger wäre es zu sagen: *Es musste passieren!* Ist es möglich, sich mit dieser Zumutung abzufinden, sie zu verstehen?

Wie wir bereits sehen konnten, verursachen die geheimen Programme einen Mangel an Selbstliebe und Zufriedenheit. Die Betroffenen richten ihre Wut unweigerlich gegen sich selbst, da sie sich selbst nicht genügen. Doch eigentlich gilt die Wut anderen, nämlich den früheren Erziehungsberechtigten, denen man nicht genügte. Man verletzt sich also selbst, da keine Möglichkeit besteht, die Energie dorthin zu lenken, wo sie eigentlich hingehört. Man wird sie nicht wirklich los. Die meisten Menschen sind sich selbst der schärfste Kritiker und Richter. Die harten Forderungen der Eltern sind zu Forderungen an die eigene Person geworden. Aus *Du genügst nicht* ist *Ich genüge nicht* geworden. Dies ist die Basis für ein ständiges Schuldgefühl, das unentwegt im Hintergrund mitschwingt und nie verschwinden will. Es ist daher ein völlig normaler Vorgang, wenn man die Gefühle von Unzulänglichkeit und Schuld loswerden möchte. In der Psychoanalyse ist die Rede von *Abwehrmechanismen*. Um dem Unerträglichen zu entrinnen, wird ein Ablenkungsmanöver gestartet. Das neue Motto heißt dann: *Du genügst nicht!* Mit Argusaugen wird der Splitter im Auge des anderen gesucht und gefunden, damit man den Balken im eigenen Auge nicht sehen muss. Meist geschieht dies unbewusst. Mit Hilfe der *Projektion,* einem Abwehrmechanismus, wird das eigene Problem in andere hineinprojiziert. Das eigentliche Problem wird dadurch selbstverständlich nicht gelöst. Die Projektion ist lediglich ein Gegenprogramm und macht das eigentliche Problem in Wirklichkeit größer. Menschen werden nicht besser, wenn sie sich darauf konzentrieren, bei anderen Fehler zu finden. Im Gegenteil: Das geheime Programm *Ich genüge nicht* wird dadurch aktualisiert und sich verstärkt melden. Die Betroffenen bleiben gefangen im Teufelskreis der Schuld und des Nichtgenügens: *Ich bin schuld, du bist schuld.*

Nur ein neues Programm kann Menschen auf Augenhöhe mit anderen bringen. Erst wenn der innere Kritiker in Bezug auf die eigene Person schweigt, kann er auch gnädiger mit anderen sein. Nur wer seine eigene Menschlichkeit mit allen Fehlern und Schwächen akzeptiert, ist fähig, die Not eines anderen zu verstehen und seine Fehler milde zu bewerten.

Die Kunst der Selbstvergebung beginnt immer mit Verstehen. Nur wer verstanden hat, warum er werden musste, wie er ist, warum er scheitern musste, wieso er schuldig wurde, kann die Fähigkeit zu verzeihen entwickeln – die Fähigkeit, sich selbst zu verzeihen.

Schuld oder Verantwortung?

Eine zentrale Frage lautet: Was ist Schuld? Schuldig macht sich ein Mensch, der mit Absicht etwas Verwerfliches tut. Viele Menschen haben Schuldgefühle, obwohl sie nicht schuldig sind. Niemand hat sich schädliche geheime Programme selbst ausgesucht. Trotzdem fühlen sich Menschen schuldig dafür, dass sie nicht genügen oder nicht willkommen sind. Kinder fühlen sich schuldig, weil Vater oder Mutter streiten oder ein Elternteil die Familie verlässt. Schuldgefühle haben mitunter tiefe Wurzeln und lassen sich nicht so einfach löschen. Allerdings erscheint es vielen Menschen einfacher, an Schuldgefühlen festzuhalten, als an ihrer Auflösung zu arbeiten.

Zunächst ist zu klären, ob es sich um ein unrealistisches Schuldgefühl handelt. Gab es wirklich eine Absicht und war der Betroffene sich der Verwerflichkeit seines Handelns bewusst? Wenn dies mit Nein beantwortet werden kann, gilt es, sich mit den geheimen Programmen zu beschäftigen, die dem Schuldgefühl zugrunde liegen, und den Unterschied zwischen Schuld und Verantwortung verstehen zu lernen.

Verantwortung ist etwas anderes als Schuld: Verantwortung trägt ein Mensch auch für Dinge, die er nicht absichtlich herbeigeführt hat. Ein Beispiel:

Ich fahre mit meinem Auto auf einer regennassen abschüssigen Straße. Plötzlich gerät das Fahrzeug ins Rutschen und beschädigt ein parkendes Fahrzeug. Diesen Unfall habe ich nicht absichtlich herbeigeführt, daher kann es keine Schuld geben, jedoch bin ich für den Schaden verantwortlich. Ich muss dafür sorgen, dass ich ihn wiedergutmache.

In einem solchen Sinne sind Menschen für ihre eigene Person verantwortlich, also auch für destruktive geheime Programme, die man sich nicht absichtlich zugelegt hat. Doch auch falls der Verstand akzeptieren kann, dass man unschuldig ist, lösen sich Schuldgefühle oft erst dann auf, wenn mit Hilfe neuer Programme an einem besseren Selbstwertgefühl gearbeitet wird. Ein Mensch beginnt auf diese Weise, die Verantwortung für sein Selbstwertgefühl zu übernehmen.

Die Kunst zu verzeihen

Viele psychosomatische Erkrankungen und emotionale Störungen kann man auch als »Wutkrankheiten« bezeichnen. Menschen leiden an innerer Wut, für die es keine Lösung zu geben scheint. Verletzungen aus der Kindheit wie Vernachlässigungen, Zurückweisungen, Misshandlungen können ein innerer Stachel sein, der sich nicht entfernen lässt. Das Problem ist besonders schwerwiegend, weil es bleibt, egal wohin man geht, egal was man tut. Ein bleibender mittelstarker Schmerz ist viel weniger zu ertragen als ein heftiger, der vorübergeht. Außerdem führen bleibender Schmerz, bleibende Wut, Groll und Hass zur Wiederholung. Die Wut steigt wieder auf, sobald man sich an die erlebten Geschehnisse erinnert. Man bleibt in der Vergangenheit gefangen und belastet die Gegenwart. Letztlich richten Menschen diese Wut gegen sich selbst und werden krank.

Die Arbeit mit neuen Programmen ist zum Scheitern verurteilt, wenn man nicht verzeihen kann. In der Psychotherapie erlebe ich immer wieder, dass das Verzeihen zunächst nicht möglich erscheint; die Verletzungen waren zu stark.

Die Frage ist: Wie geht Verzeihen? Wie werden Verletzungen verziehen, die unverzeihlich erscheinen?

Verzeihen ist immer ein freiwilliger Akt. Niemand kann andere oder sich selbst dazu zwingen. Es muss also eine gewisse Bereitschaft vorhanden sein, sich dem Prozess des Verzeihens zu stellen. Die erste Frage lautet immer: *Für wen tue ich das?* Die Antwort lautet: *Wenn ich verzeihe, dann tue das in erster Linie für mich selbst, damit ich frei und unabhängig werde.* Im Nichtverzeihenwollen verbirgt sich auch der Wunsch nach Rache. Man gönnt dem, auf den sich die Wut richtet, keinen Frieden. Dabei wird verkannt, dass der Betroffene so selbst keinen Frieden findet. Rache ist daher immer schädlich. Genugtuung kann nichts rückgängig machen, Gewalt erzeugt immer nur Gegengewalt.

Für die seelische Entwicklung ist es immer von besonderer Bedeutung, dass Frieden mit den Eltern möglich wird. Die seelischen Verletzungen während der Kindheit können letztlich nur heilen, wenn der Prozess des Verzeihens stattgefunden hat.

Verzeihen können wir nur, wenn wir *verstanden* haben. Viele glauben, verzeihen zu können, ohne verstanden zu haben. Dies erlebe ich mitunter in Partnerschaften – nach dem Motto: *Wenn ich meinen Partner liebe, dann muss ich ihm auch verzeihen*, oder: *Weil es meine Mutter / mein Vater ist, habe ich ihr/ihm verziehen.* Doch dies ist Anpassung – ein kindlicher Akt, aber keine reife erwachsene Leistung. Dazu gehört, die Handlungen eines anderen Menschen zu verstehen, sie nachvollziehen zu können, um dann die freie Entscheidung treffen zu können, ob man verzeihen will – oder auch nicht.

Wenn es um die eigenen Eltern geht, macht es Sinn, nach ihren geheimen Programmen zu forschen: Waren sie selbst willkommen? Konnten sie genügen? Sind sie satt geworden? Um die Entwicklung ihres Selbstwertgefühls zu verstehen, wird man auch die Großeltern verstehen wollen und müssen. Wer verzeihen will, sollte versuchen, sich in die Fußstapfen des Betreffenden zu begeben, um seine Verfehlungen zu verstehen. Immer wird es darum gehen müssen, die innere Not des anderen, die unglücklich und schuldig macht, zu verstehen. Immer ist es die Angst, die böse macht,[12] die Angst, nicht willkommen zu sein, nicht zu genügen, nicht satt zu werden. Auch bei den Eltern drehte sich alles um diese zentralen Fragen. Es geht darum, das Menschliche im Unmenschlichen zu verstehen.

Letztlich ist jeder für seine Verfehlungen selbst zuständig und trägt dafür die Verantwortung. Unbewusst fühlen sich Kinder für die Verfehlungen der Eltern schuldig und geraten damit in ein Dilemma, das unauflösbar erscheint. Gerade für diese Menschen ist es notwendig, die Schuld dorthin zurückzugeben, wo sie hingehört. Es ist dann die Sache der Eltern, wie sie mit ihrer Schuld umgehen.

Bei der Frage, ob man die Eltern verstehen will, stellt sich möglicherweise die spontane Reaktion ein: *Das kann ich nicht!* Die Frage lautet hier: *Kann ich nicht oder will ich nicht?* Jeder hat das Recht zu sagen: *Das will ich nicht.* Allerdings sollten die Folgen dieses Verhaltens bewusst bleiben. Werden die erlittenen Kränkungen und Verletzungen nicht verziehen, bleiben die alten Wunden und die destruktive Wut, die sich letztlich gegen die eigene Person richten.

Die fehlende Bereitschaft zu verzeihen hat mitunter eine Funktion: Solange man die Schuld für das eigene Leben den Eltern gibt, bleibt man selbst vermeintlich verschont von Verantwortung. Man kann sozusagen nichts dafür, dass das Leben nicht gelingen will. Man hat den oder die Schuldigen quasi »in der Tasche«. Auch das ist zunächst eine verständliche Reaktion, da die geheimen Programme ihren Ursprung in der Erziehung und in der Beziehung zu den Eltern haben. Mit Hilfe der Selbstwertanalyse sollten jedoch die Nachteile einer solchen Haltung bewusst werden. Der Preis dafür, dass man die Schuld immer noch den Eltern zuweist, ist extrem hoch: Ein selbstverantwortliches Leben nach eigenen Maßstäben ist nicht möglich. Unbewusst wird das Programm *Ich will Kind bleiben* das Leben bestimmen.

Erinnern wir uns daran, dass Verzeihen ein freiwilliger Akt ist. Man muss eventuell dafür auch etwas aufgeben: Zuvor konnte man, wenn es schwierig oder anstrengend war, sich auf die schwierige Kindheit berufen. Man hatte etwa »das Recht«, Suchtmittel zu konsumieren, sich in eine Depression zu flüchten oder sonstige unrealistische Lösungen zu suchen. Wer verzeihen will, muss dieses »Recht« aufgeben und für seine Entwicklung selbst die Verantwortung übernehmen.

Ein Ritual, das hilft zu verzeihen
Benachteiligung, Verletzungen, Zurückweisungen sind mitunter schwer zu verzeihen. Wer das Verzeihen lernen will, begibt sich auf einen mitunter schwierigen Weg. Wichtig ist, dass der Akt des Verzeihens so zum Abschluss gebracht wird, dass er wirklich beendet ist. Es macht wenig Sinn, wenn immer wieder Vorwürfe vorgebracht werden oder innere Wut und Verzweiflung bleiben. Oft kann ein Ritual dabei helfen, etwas zu Ende zu bringen.

Die natürlichste Form des Verzeihens geschieht in Form einer Aussprache, und in einer Partnerschaft wird dies auch häufig praktiziert. Wenn ehrliches Verzeihen möglich werden soll, ist es notwendig, Schuld einzugestehen. Krisen in der Beziehung sind dann sinnvoll, wenn sie zu einer gemeinsamen Weiterentwicklung führen. Die richtige Frage lautet: *Was hat gefehlt?* Nur wenn dies herausgefunden wird, ist Entwicklung möglich. Wenn eine Krise als Aufgabe verstanden wird, kann dies zur Vertiefung der Partnerschaft führen.

Menschen zeigen Größe, wenn sie ehrlich verzeihen. Eine Aussprache kann dies bewirken. Oft ist dies jedoch nicht möglich, weil das Gegenüber gestorben ist oder weil es aus anderen Gründen nicht zu einer sinnvollen Aussprache kommen kann. Um einen Prozess des Verzeihens dennoch zu beenden, können Rituale hinzugezogen werden. Ein geeignetes Ritual ist z. B., in einem Brief alles aufzuschreiben, was verziehen werden will. Meist werden während des Schreibens die schmerzhaften Gefühle, die unmittelbar mit den Verletzungen verbunden waren, noch einmal durchlebt. Am Ende des Briefes wird die Bereitschaft zu verzeihen formuliert. Meinen Patientinnen und Patienten empfehle ich, diesen Brief dann anzuzünden und zuzusehen, wie er verbrennt. Ein positives Zeichen ist, wenn dabei Erleichterung verspürt wird – auch wenn die Auseinandersetzung mit den schmerzhaften Gefühlen wehtut. Der Weg der Erlösung führt immer durch den Schmerz.

Eine anderes mögliches Ritual kann ein Rollenspiel während einer Gruppentherapie sein: Ein Gruppenmitglied übernimmt die Position desjenigen, dem verziehen werden soll. Dazu wird in der Gruppe diejenige Person ausgesucht, die am geeignetsten erscheint. Die Gruppenmitglieder sind immer wieder überrascht, wie authentisch die Szenen sich entwickeln. Die Gefühle sind meist so, als wenn der Betreffende, dem es zu verzeihen gilt, tatsächlich anwesend wäre. Jetzt kann überprüft werden, wie weit der Prozess des Verzeihens fortgeschritten ist. Nach dem Rollenspiel besteht in der Regel darüber viel mehr Klarheit. Woran muss weiter gearbeitet werden? Ist man wirklich bereit zu verzeihen?

Wenn zwiespältige Gefühle bleiben, wird es keinen inneren Frieden geben. Die Vorwürfe und belastenden Gedanken werden immer wieder aufbrechen und zu Verstimmungen in der Gegenwart führen. Um die Problematik zu begreifen, sind dann weitere Schritte vonnöten: Wurde ausreichend lange über die schmerzhaften Ereignisse gesprochen? Was hindert mich daran, den Prozess des Verzeihens zu beenden?

Das Gespräch mit der inneren Ratgeberin oder dem inneren Heiler

Jeder Mensch braucht gute »innere Objekte«, wie es in der psychoanalytischen Therapie heißt. Hierbei geht es darum, innere Bilder von Menschen in sich zu tragen, die es gut mit einem meinen. Von höchster Bedeutung sind hier die Bilder der eigenen Eltern. Sind diese inneren Bilder beschädigt, führt dies bei vielen Menschen unweigerlich zu einem gestörten Selbstwertgefühl. Problematisch ist, wenn ein Elternteil gehasst wird oder eine ambivalente Haltung existiert. Auch wenn ein Elternteil auf einem »hohen Sockel« steht, ist die Wahrnehmung verzerrt. In der Psychotherapie wird daran gearbeitet, dass die inneren Bilder von den Eltern realistisch werden. Es geht darum, sie weder zu verteufeln noch zu idealisieren.

Vor dem Hintergrund ihrer typischen Schwierigkeiten, die Eltern haben, waren sie vielleicht nicht in der Lage, »hinreichend gute Eltern« zu sein. Mitunter gilt es, einfach zu akzeptieren, dass es keine besseren Eltern gab, wie sehr man sich dies auch gewünscht hätte. Aber vielleicht gab es andere Menschen, die dem Kind zur Seite standen und ihm liebevoll zugewandt waren, beispielsweise Großeltern, Tanten, Onkel oder Lehrerinnen und Lehrer. Die inneren Bilder von diesen Menschen können zu »guten inneren Objekten« werden, die einem Menschen inneren Halt geben, damit er sich so selbst ein guter Elternteil werden kann.

Den Indianern gelten beispielsweise ihre Ahnen als solche guten »inneren Objekte«. Bevor sie wichtige Entscheidungen treffen, werden traditionell die Vorfahren »befragt«. Mit Ritualen und Gesängen werden sie »herbeigerufen«, damit sie auf die Fragen der Diesseitigen »antworten«. So bestimmen die Ahnen den »Geist« des Stammes und der Gemeinschaft.

Dem modernen Menschen scheint hier eine abergläubische, primitive Weltsicht vorzuliegen, die nichts bewirkt. Dabei existieren hier Einsichten und Kräfte, die dem Einzelnen tatsächlich helfen können. Wie sehr das diesseitige Leben von einem »Gespräch mit vertrauten Verstorbenen« profitieren kann, wird derjenige erfahren, der es ausprobiert. Meinen Patientinnen und Patienten empfehle ich, Kontakt herzustellen mit jemandem, der es besonders gut mit ihnen meinte. Solch eine Übung kann etwa so aussehen:

Gehen Sie jetzt mit Hilfe Ihrer Imagination in einen inneren Dialog: Versuchen Sie, sich vorzustellen, dass es in Ihrem Inneren ein hilfreiches Gegenüber gibt: eine innere Ratgeberin oder einen weisen Heiler. Es kann auch ein verstorbener Mensch sein, der es gut mit Ihnen meinte und den Sie sehr geliebt haben. Dieser befindet sich auf einer anderen Ebene, in einer anderen Sphäre, die abgelöst von jeder engen Be- und Verurteilung ist. Er sieht die Dinge sozusagen aus einer höheren Sicht, hat einen anderen Überblick und verfolgt keine eigenen Interessen. Wenden Sie sich ihm zu und fragen Sie ihn um Rat und Hilfe. Jede Frage darf gestellt werden, nichts ist tabu.

Der Dialog führt in der Regel, wenn er richtig geführt wird, immer zu Orientierung, innerer Sicherheit und Beruhigung. Die innere Ratgeberin oder der innere Heiler kann auf wichtige Fragen »Auskunft geben«, z. B. darauf: *Kann ich meinen neuen Programmen vertrauen? Soll ich auf meine Konflikte, soll ich auf meine Ängste zugehen?* Die innere Ratgeberin oder der innere Heiler würde immer davor warnen, sich destruktiven Problemlösungen zuzuwenden, etwa den Gegenprogrammen.

Ihre innere Weisheit wird sich immer auch an Ihren logischen, sachlichen, gesunden Menschenverstand wenden, den es in jedem gibt. Dieser ist maßgeblich dafür verantwortlich, dass erwachsenes, selbstbestimmtes Leben möglich ist. Oft wird der innere Ratgeber zunächst den schwierigeren Weg vorschlagen, der vielleicht mit Verzicht auf sofortige Bedürfnisbefriedigung verbunden ist, aber auf Dauer zu mehr Zufriedenheit und Glück führt. Wer sich zu sehr von seinen momentanen Bedürfnissen und Gefühlen leiten lässt, wird früher oder später erneut scheitern.

Für den religiösen Menschen ist natürlich auch Gott sein inneres Gegenüber. Mit ihm tritt er in Dialog, mit ihm kann er seine Probleme »besprechen« und Orientierung finden. Entscheidend ist dabei, welches Bild ein Mensch von Gott in sich trägt. Der Psychoanalytiker Tilmann Moser prägte den Begriff der »Gottesvergiftung«. Das Bild von Gott kann auch durch religiöse Erziehung vergiftet sein. Viele Menschen tragen das Bild eines ungnädigen, strafenden und ängstigenden Gottes in sich. Dadurch werden die destruktiven geheimen Programme verstärkt. Das innere Bild eines liebevollen Göttlichen kann dagegen große heilsame Kraft entfalten.

Auf dem Weg der Selbstentfaltung

Psychotherapie ist Begeisterung

Die Macht negativer geheimer Programme ist stark: Sie ziehen Lebensenergie ab, verursachen Leid und verdunkeln den Geist. Psychotherapie muss daher Begeisterung sein – der Mensch braucht neue »Geister«. Wenn die Begeisterung fehlt, ist Fortentwicklung unmöglich. Nur wer Lust hat, an seinem Inneren zu arbeiten, wer daran glauben kann, dass er sein Selbstwertgefühl von altem Schutt befreien kann, wird in der Lage sein, diese Begeisterung zu spüren. Lässt die Begeisterung nach, hört auch die Weiterentwicklung auf. Die Frage lautet daher: Wie kann die Begeisterung aufrechterhalten werden?

>Herr S. lebte sehr zurückgezogen in seiner eigenen inneren Welt. Er sprach nicht viel, nur das Allernötigste. Im Beruf war er angepasst, versuchte, nicht anzuecken, und ging so jedem Konflikt aus dem Weg. Er hatte nie gelernt, über seine Gefühle zu sprechen, sich zu wehren oder eigene Wünsche und Bedürfnisse zu äußern. Gleichwohl verspürte er eine tiefe Sehnsucht nach Zugehörigkeit und Bedeutung. Da es ihm jedoch völlig aussichtslos erschien, aus sich herauszukommen, blieb er lieber in seinem inneren Gefängnis.

Menschen wie Herr S. beantworten eine innere Frage, die bei jedem Menschen immer wieder auftaucht, negativ. Es ist die Frage: *Soll ich?* Es beginnt mit der Frage: *Soll ich etwas dazu sagen? Soll ich mich wehren? Soll ich sagen, was mir nicht gefällt? Soll ich um eine berechtigte Lohnerhöhung bitten? Soll ich mich am Gespräch beteiligen? Soll ich an einer Veranstaltung teilnehmen? Soll ich heute das notwendige Telefonat führen?*

Als typischer Konfliktvermeider beantwortet Herr S. die Frage *Soll ich?* immer mit *Nein, ich sollte nicht*. Bei seiner Selbstwertanalyse war er auf das geheime Programm *Ich genüge nicht* gestoßen. Konfliktvermeider fühlen sich meist als Verlierer, da sie letztlich immer leer ausgehen. Auf die Frage, wie lange er schon nach dem Motto *Ich sollte nicht* gelebt hat, antwortete er: *Eigentlich schon immer, so alt wie ich bin: vierundvierzig Jahre.* Mit diesem *Ich sollte nicht* hielt er das destruktive Programm *Ich genüge nicht* aufrecht.

Die Frage lautet: *Können Sie sich vorstellen, die nächsten vierundvierzig Jahre die innere Frage »Soll ich?« in der Regel mit »Ja, ich sollte« zu beantworten?* Wie soll sich das neue Programm *Ich genüge mir immer* etablieren, wenn man in der Realität immer wieder erlebt, dass Möglichkeiten zur Selbstentfaltung durch ein *Ich sollte nicht* ausgeschlossen werden? Es wurde Herrn S. deutlich, dass er sich bisher nicht weiterentwickeln konnte, dass sein Leben nicht wirklich »sein« Leben war und dass Selbstverwirklichung unmöglich stattfinden konnte. Das Hoffen darauf, dass sich die Dinge von selbst zum Besseren wenden, ist jedoch unrealistisch.

In der therapeutischen Gemeinschaft hatte Herr S. begonnen, sich zu äußern. In Gruppengesprächen machte er die Erfahrung, dass Wert auf seine Meinung gelegt wurde. Er legte einen Zettel in seine Geldbörse, auf dem nur die Worte aufgeschrieben waren: *Ja, ich sollte!* Das neue Programm *Ich genüge mir immer* half ihm bei der Umsetzung. So war es nicht mehr wichtig, ob sein Verhalten von anderen begrüßt oder abgelehnt wurde. Von Bedeutung war lediglich, ob er selbst mit sich zufrieden war. Das Gespräch, das Herr S. zum ersten Mal mit seinem Arbeitgeber führte, um bessere Arbeitsbedingungen zu erzielen, brachte zwar nur einen Teilerfolg; das Wichtigste war jedoch, dass er die innere Frage *Soll ich?* mit *Ja, ich sollte!* beantwortet hatte. Herr S. war immer besser in der Lage, ein unabhängiges Selbstwertgefühl zu entwickeln. Die Flucht aus dem inneren Gefängnis ist nur mit Begeisterung zu bewältigen. Es freute ihn, den neuen positiven Weg als den einfacheren erkannt zu haben. Zurück ins innere Gefängnis bedeutet immer Leid, denn die Seele lässt es nicht zu, dass ein Mensch sich selbst verleugnet, sich nicht entfaltet. Sie reagiert mit Krankheit und Leid als Symptome, die anzeigen, dass man auf dem falschen Weg ist.

Sicher ist Herr S. ein extremes Beispiel. Viele Menschen mit destruktiven geheimen Programmen sind Konfliktvermeider, die viel zu oft die innere Frage *Soll ich?* mit *Nein, ich sollte nicht* oder mit *Das werde ich morgen tun* beantworten oder die sonstige Ausreden erfinden, um sich vor unangenehmen Tätigkeiten zu schützen. An dieser Stelle ist zu betonen, dass Psychotherapie Begeisterung sein muss. Nur wenn es einen neuen, frischen Geist gibt, der die innere Frage immer mit *Ja, ich sollte* beantwortet, ist eine dauerhafte Verbesserung der Lebenswirklichkeit möglich. Nur allzu leicht geraten Menschen wieder in die alten Verhaltensweisen – ins bequeme Elend, wie ich dies nennen möchte –, und zwar dann, wenn sie dem Konfliktvermeiden wieder nachgeben.

Die Frage nach dem Sinn des Lebens

Wenn Menschen sich fragen, wofür sie leben, müssten eigentlich viele sehr traurig werden. Sie leben nur für ihre Arbeit, einen Fußballverein, neue Kleidung oder für Konsum allgemein. Hauptsächlich sind sie mit Gegenprogrammen beschäftigt. Dies sind jedoch nur Ablenkungen vom eigentlichen Leben.

Wenn mit neuen Programmen gearbeitet wird, stellt sich auch die Frage nach dem Sinn des Lebens neu. Es tauchen Fragen auf wie: *Wofür will ich leben? Was gibt meinem Leben Sinn? Was gibt meinem Leben Tiefe?*

Viele Menschen engagieren sich ehrenamtlich im sozialen Bereich und fühlen sich dadurch bereichert. Helfen hatten wir allerdings auch als Gegenprogramm identifiziert. Doch jetzt kann ein Unterschied deutlich werden: Findet Helfen vor dem Hintergrund eines gestörten Selbstwertgefühls statt, d. h. versucht jemand mit Helfen, sein inneres Vakuum zu stopfen? Oder hilft jemand, weil er etwas von seinem inneren Reichtum zu verschenken hat?

Wenn die Frage nach dem Sinn des Lebens gestellt wird, hat die Antwort darauf für viele Menschen etwas mit Liebe zu tun. Was gibt es Wichtigeres, als in der eigenen Liebesfähigkeit zu wachsen? Die Selbstliebe wird, wie wir sehen konnten, oft von destruktiven Programmen blockiert. Selbstannahme und Selbstakzeptanz sind aber die Grundlagen dafür, dass ein Mensch, dem Liebe geschenkt wird, diese integrieren kann, dass er spürt, dass sie ihm gilt, dass er es wert ist, geliebt zu werden, und dass er selbst wirklich lieben kann. Diese Fähigkeit, Liebe zu empfangen und zu verschenken, macht ein glückliches Leben erst möglich.

Neue Programme helfen dabei, die Fesseln der Kindheit zu sprengen. Ein Mensch, der zu seiner Selbstliebe gefunden hat, entwickelt immer das Bedürfnis, Liebe zu verschenken. Er spürt, dass er reich ist, und wenn er etwas verschenkt, macht ihn das nicht ärmer, sondern reicher. Neue Programme führen zu einem erwachsenen, selbstverantwortlichen Leben, das neue Freiheiten, neue Perspektiven und größere Selbstentfaltung ermöglicht.

Ein neues Bewusstsein durch Meditation

Die Bedeutung von Meditation für die Arbeit an der eigenen Persönlichkeit wurde in Psychologie und Psychotherapie immer wieder hervorgehoben. Eine einfache, auf die Bedürfnisse des westlichen Menschen zugeschnittene Meditationsmethode ist *Alpha-Relaxing*.[13] Der »Meditationsgegenstand« ist der eigene Körper. Der Übende wird angehalten, sich immer neue, lichtgefüllte Räume in seinem Körper vorzustellen: *Lenken Sie die Aufmerksamkeit auf den Raum in Ihren Händen, der mit Licht gefüllt ist.* Nach einer Pause von etwa 20 Sekunden erfolgt die nächste Anweisung: ... *auf den Raum in Ihren Daumen, der mit Licht gefüllt ist.* Die Reise geht schließlich durch den ganzen Körper und dauert etwa 20 Minuten. Allmählich gelingt es, lichtgefüllte Räume im Körper wahrzunehmen. Die Arbeit mit Licht hat eine antidepressive Wirkung, die Stimmung wird auf sanfte Weise angehoben. Im Laufe der Zeit wird es möglich, das Licht im Körper »einzuschalten«.

Im Zustand der meditativen Versenkung wird der Geist beruhigt, und im Gehirn entstehen sogenannte Alpha-Wellen, die mittels EEG sichtbar gemacht werden können. In diesem Bewusstseinszustand gelingt es besser, neue Programme tiefer zu verankern. Am Ende der Übung wird das neue Programm formelhaft wiederholt, etwa: *Ich genüge mir immer,* oder: *Ich bin willkommen.* Das neue Programm will »gefühlt« werden – ich spüre, dass es richtig ist. Damit wächst der Glaube an das Programm, und da, wie bereits beschrieben, der Glaube die stärkste Energie im Menschen ist, wird das Selbstwertgefühl auf diese Weise von innen gestärkt.

Selbstverständlich eignen sich auch andere Meditations- oder Versenkungstechniken, neue Programme zu verankern.

Während der Meditation stellt sich eine neue Form des Bewusstseins ein: der Zustand des Nichtdenkens. Erst sind es wenige Augenblicke, in denen die Gedanken zum Stillstand gebracht werden, bei fortschreitender Übung gelingt es immer besser, einfach nur da zu sein. Während des Nichtdenkens entsteht eine tiefe Zufriedenheit, die aus unserem Innersten kommt. Das neue Programm *In mir finde ich alles, was ich brauche* wird tatsächlich »erlebt«.

Unser eigener Gedankenterror macht uns unglücklich: Wir sind viel zu sehr mit unseren Gedankengängen identifiziert. So verbringen wir viel Zeit mit unnützen Grübeleien, die weder zu guten noch zu brauchbaren Ergebnissen führen. Unser Nachdenken oder Grübeln bezieht sich in der Regel entweder auf Vergangenes, das ohnehin nicht mehr zu ändern ist, oder aber auf Zukünftiges, das (noch) nicht in unserer Macht steht. Entscheidend ist, die Kontrolle über die eigenen Gedanken zu bekommen, sie zu beruhigen. Damit, dass wir unsere Gedanken zur Ruhe bringen, beruhigen wir auch unweigerlich unseren Körper. Während der Übung entspannen sich die Blutgefäße, die Durchblutung des Körpers verbessert sich. Wir nehmen z. B. wahr, dass Hände und Füße warm werden.

Immer wieder benötigen wir schöpferische Pausen und die Möglichkeit, uns mit unserem »innersten Selbst« zu verbinden. In den östlichen Traditionen ist die Rede von *no-mind,* womit das Nichtdenken gemeint ist. Während der Zeit der Meditation haben die geheimen Programme keine Macht über uns; und nicht nur das: In diesem Zustand erfahren wir Frieden, Sättigung, Freude, Entschleunigung, Ruhe und Glück.

Zum Abschluss: Werden Sie »hellsichtig«!

Wer die Methode der Selbstwertanalyse verstanden hat, wird auch bei anderen die geheimen Programme im Alltag erkennen: etwa wenn jemand um Anerkennung kämpft, wenn Neid und Eifersucht überdeutlich sind, wenn jemand dafür sorgt, dass er abgelehnt oder nicht satt wird ... Er wird die verschiedenen Gegenprogramme identifizieren oder weiß sie zumindest ungefähr einzuordnen. Hierbei geht es nicht um Überheblichkeit, sondern um Verstehen. Wer seine eigenen geheimen Programme und die daraus resultierenden Probleme verstanden hat, kann auch die Schwächen und Fehler anderer besser akzeptieren. Zu wünschen bleibt, dass Menschen »hellsichtig« werden, weil sie in der Lage sind, die Dinge tiefer zu verstehen und die wahren Ursachen für eigene Schwierigkeiten und die Probleme anderer zu begreifen.

Wer sich mit seinen geheimen Programmen beschäftigt hat, entwickelt ein wesentlich größeres Verständnis für sich selbst und für andere. Er versteht ein klein wenig besser, wie Menschen in dieser Welt »funktionieren«. Und das, was für den Einzelnen gilt, hat auch für Gruppen, Glaubensgemeinschaften und Völker Gültigkeit.

Was wir von den Dänen lernen können, ist, die Gruppe stärker in den Vordergrund zu stellen. Der enorme Leistungsdruck und das Streben danach, immer der Beste sein zu müssen, bedeutet für viele, dass sie nicht genügen. Dies führt zu Missstimmung und Verdruss und macht letztlich wütend und aggressiv. Insbesondere ist den Erziehenden – ob in der Elternrolle oder der professionellen Erzieherinnen- und Pädagogenrolle, diese Hellsichtigkeit zu wünschen.

Um die Kunst, sich wertzuschätzen, zu erlernen, um mit sich selbst und anderen besser zurechtzukommen, kann Humor eine große Hilfe sein, und zwar eine besondere Form von Humor: *Es gibt einen Humor, der nicht verletzt, sondern das Menschliche versteht, der weise ist, der nicht verändern will, in dem Gelassenheit wohnt.* Dieser Humor gehört zur Lebenskunst, denn er tut gut.

Anhang

Ein wichtiger Hinweis:
Die folgenden Fragen dienen der Orientierung in Bezug auf das eigene Selbstwertgefühl. Sie können tiefgehende und möglicherweise schmerzhafte Selbsterfahrungsprozesse auslösen, weshalb die Auseinandersetzung mit ihnen ausreichende psychische Belastbarkeit voraussetzt und auf eigene Verantwortung der Leserinnen und Leser erfolgt. Haftungsansprüche gegenüber Verlag und Autor sind grundsätzlich ausgeschlossen. Wenn Sie sich durch die Fragen seelisch sehr belastet fühlen, sollten Sie möglicherweise eine psychologische Beratung oder psychotherapeutische Behandlung suchen.

Fragebogen zum geheimen Programm
Ich bin nicht willkommen

Auch wenn sich niemand an seine frühe Kindheit erinnern kann, wissen die meisten Menschen, wie die Eltern zu ihrer Geburt standen, welche Erwartungen, Hoffnungen und Probleme damit verbunden waren. Bitte kreuzen Sie alle Fragen an, die zutreffen.
- Meine Mutter / mein Vater wollte mich nicht. ☐
- Ich wurde adoptiert oder war ein Pflegekind. ☐
- Ich war dauerhaft oder zeitweise in einem Kinderheim. ☐
- Ich war meiner Mutter / meinem Vater gleichgültig. ☐
- Ich habe mich oft/immer als Last gefühlt. ☐
- Ich wurde häufig gedemütigt. ☐
- Ich wurde misshandelt. ☐
- Ich war immer nur dann erwünscht, wenn ich etwas geleistet habe. ☐
- Als Kind war ich häufig krank. ☐
- Ich fühle mich in Gesellschaft unwohl. ☐
- Manchmal meide ich Kontakte, weil ich befürchte, nicht willkommen zu sein. ☐
- Ich habe Schwellenängste (Angst vor Neuem). ☐

- Ich bin in Beziehungen oft misstrauisch. ☐
- Ich traue mich kaum, mich anderen zuzumuten. ☐
- Ich habe Angst, mich zu verändern. ☐
- Ich befürchte/erwarte oft Zurückweisung. ☐
- Ich habe mit meinem Misstrauen bereits Beziehungen zerstört. ☐
- Ich bin oft aggressiv und kann meine Wut nicht steuern. ☐
- Ich bemerke mitunter, wie ich andere gegen mich aufbringe. ☐
- Ich kann mich schlecht anderen anvertrauen. ☐
- Ich bin leicht kränkbar. ☐
- Ich versuche, anderen zu helfen, um erwünscht zu sein. ☐
- Ich versuche zu manipulieren, z. B. über Geschenke. ☐
- Ich fühle mich manchmal depressiv und hoffnungslos. ☐
- Ich war schon häufig unberechtigt eifersüchtig. ☐
- Körperliche Gewalt spielt in meinem Leben eine Rolle. ☐
- Ich frage mich manchmal, wer ich wirklich bin. ☐
- Körperliche Nähe ist unangenehm für mich. ☐

Viele Aussagen in diesem Fragebogen würden von Menschen, die nicht willkommen waren, bejaht werden. Selbstverständlich müssen nicht alle Aussagen zutreffen. Aber je mehr von ihnen bejaht werden können, desto sicherer kann man davon ausgehen, dass das geheime Programm *Ich bin nicht willkommen* in das eigene Leben hineinwirkt.

Fragebogen zum geheimen Programm *Ich genüge nicht*

In diesem Fragebogen geht es darum, ob Sie Ihren engen Bezugspersonen genügen konnten.

- Meine Mutter / mein Vater war häufig unzufrieden mit mir; mit meinen Leistungen konnte ich es ihr/ihm selten/nie recht machen. ☐
- Mir wurden häufig andere als Vorbild vorgehalten (z. B. Geschwister, Cousins etc.). ☐
- Mein Vater / meine Mutter hat mir immer gezeigt, dass er/sie besser war. ☐
- Meine Mutter / mein Vater hat sich oft über mich lustig gemacht/mich beschämt. ☐
- Ich habe immer unter meinem Aussehen gelitten. ☐
- Ich habe mich immer zu klein / zu groß gefühlt. ☐

- Ich habe mich immer zu dick / zu dünn gefühlt. ☐
- Auch wenn ich gute Leistungen erzielt habe, war man nicht zufrieden mit mir. ☐
- In meiner Familie hat nur Leistung gezählt. ☐
- Ich leide häufig unter Unzufriedenheit. ☐
- Ich kann Erfolg nicht genießen. ☐
- Selbst wenn ich etwas gut gemacht habe, glaube ich immer noch, dass es nicht reicht. ☐
- Ich werde leicht eifersüchtig. ☐
- Ich vergleiche mich ständig mit anderen. ☐
- Ich fühle mich häufig minderwertig. ☐
- Ich brauche viel Lob und Anerkennung. ☐
- Ich genüge nur, wenn ich gehorche. ☐
- Ich habe das starke Bedürfnis, anderen zu helfen. ☐
- Ich bin häufig unsicher, ob ich etwas falsch gemacht habe. ☐
- Ich brauche oft Bestätigung dafür, dass ich okay bin. ☐
- Ich habe ein starkes Gerechtigkeitsbedürfnis. ☐
- Oft weiß ich nur, was ich nicht will, nicht, was ich will. ☐
- Ich lasse mich leicht verunsichern. ☐
- Ich habe mich oft als Versager gefühlt. ☐
- Ich wurde öfter ausgenutzt. ☐
- Wenn ich etwas erreicht habe, muss gleich ein neues Ziel her. ☐
- Eine innere Unruhe treibt mich an. ☐
- Ich kann mitunter nicht glauben, dass mir etwas Gutes gelungen sein soll. ☐
- Ich habe mich oft als Verlierer gefühlt. ☐
- Ich bin das schwarze Schaf der Familie. ☐

Wenn Sie mehrere Aussagen mit Ja beantworten müssen, sind dies Hinweise, das sich das geheime Programm *Ich genüge nicht* in Ihrem Leben auswirkt.

Fragebogen zum geheimen Programm *Ich bin nicht satt geworden / Ich bin zu kurz gekommen*

Hier geht es darum, ob Sie mit genügend Wärme, Zuneigung und Liebe versorgt wurden.
- Meine Mutter / mein Vater hat mich vernachlässigt. ☐

- Meine Mutter / mein Vater war kalt und gefühlsarm ☐
- Meine Mutter / mein Vater konnte mich nicht in den Arm nehmen. ☐
- Meine Mutter / mein Vater konnte keine Gefühle zeigen. ☐
- Ich wurde mehr als andere zu Arbeiten und Mithelfen herangezogen. ☐
- Meine Geschwister wurden vorgezogen. ☐
- Wenn andere Kinder spielten, musste ich arbeiten. ☐
- Ich wurde häufig zur Betreuung jüngerer Geschwister herangezogen. ☐
- Ich wurde verwöhnt. ☐
- Ich bin oft neidisch oder vergleiche mich mit anderen. ☐
- Ich vergleiche meine persönliche Situation oft mit der von anderen. ☐
- Häufig beobachte ich, dass es anderen besser geht oder dass sie es leichter haben.
- Ich bin mitunter eifersüchtig. ☐
- Ich habe häufig das Gefühl, zu kurz zu kommen. ☐
- Ich kaufe oft Dinge, die ich nicht wirklich brauche. ☐
- Ich bin oft unzufrieden oder spüre Groll. ☐
- Ich bin geizig, kann schlecht etwas abgeben. ☐
- Ich habe Schulden, gebe zu viel Geld aus. ☐
- Wenn ich etwas geschenkt bekomme, hat dies bald keine Bedeutung mehr. ☐

Wenn Sie mehrere Aussagen mit Ja beantworten müssen, sind dies Hinweise darauf, dass sich das geheime Programm *Ich bin nicht satt geworden* in Ihrem Leben auswirkt.

Anmerkungen

1 Alle Fallbeispiele in diesem Buch sind anonymisiert; die personenbezogenen Details wurden verändert.
2 Eine ausführliche Übersicht über emotionale Blockaden findet sich in: Röhr, Heinz-Peter: Narzissmus. Dem inneren Gefängnis entfliehen. 10. Aufl. der Neuausgabe. Patmos, Ostfildern 2022.
3 Vgl. Röhr, Heinz-Peter: Vom Glück sich selbst zu lieben. 14. Aufl. Patmos, Ostfildern 2021; ders.: Wege aus der Abhängigkeit. Belastende Beziehungen überwinden. 7. Aufl. der Neuausgabe. Patmos, Ostfildern 2022.
4 Vgl. Chopich, Erika J. / Paul, Margaret: Aussöhnung mit dem inneren Kind. Ullstein, Berlin 2009.
5 Eine ausführliche Beschreibung der Narzisstischen Persönlichkeitsstörung findet sich z. B. in: Röhr, Narzissmus.
6 Eine ausführliche Beschreibung der abhängigen Persönlichkeit findet sich in: Röhr, Wege aus der Abhängigkeit.
7 Eine ausführliche Beschreibung der hysterischen Persönlichkeit findet sich z. B. in: Röhr, Heinz-Peter: Die Angst vor Zurückweisung. Was Hysterie wirklich ist, und wie man mit ihr umgeht. Neuausgabe. Patmos, Ostfildern 2018.
8 Vgl. de Mello, Anthony: Zeiten des Glücks. Herder, Freiburg im Breisgau 1994.
9 Eine ausführliche Beschreibung der Borderline-Störung findet sich in: Röhr, Heinz-Peter: Borderline bewältigen. Hilfen und Selbsthilfen. 5. Aufl. der Neuausgabe. Patmos, Ostfildern 2021.
10 Eine ausführliche Beschreibung des Heilungsprozesses nach sexueller Traumatisierung und emotionalem Missbrauch findet sich z. B. in: Röhr, Heinz-Peter: Ich traue meiner Wahrnehmung. Heilung nach sexuellem und emotionalem Missbrauch. 4. Aufl. der Neuausgabe. Patmos, Ostfildern 2021.
11 EMDR = Eye Movement Desensitization and Reprocessing, eine spezielle Therapie zur Behandlung von Posttraumatischen Belastungsstörungen.
12 Vgl. z. B. Drewermann, Eugen: Strukturen des Bösen. Schöningh, Paderborn 1988.
13 Eine ausführliche Anleitung des Alpha-Relaxing findet sich in: Röhr, Heinz-Peter: Erholung beginnt im Kopf. Tiefenentspannung durch Alpha-Relaxing. 8. Aufl. der Neuausgabe Patmos, Ostfildern 2020 (Buch mit Übungs-CD).

Literatur

Chopich, E. J. / Paul, M.: Aussöhnung mit dem inneren Kind. Ullstein, Berlin 2009.
De Mello, A.: Zeiten des Glücks. Herder, Freiburg im Breisgau 1994.
Drewermann, E.: Strukturen des Bösen. Schöningh, Paderborn 1988.
Ellis, A.: Training der Gefühle. Wie Sie sich hartnäckig weigern, unglücklich zu sein. Mvg, München 2000.
Ferenczi, S.: Sprachverwirrung zwischen dem Erwachsenen und dem Kind. In: Schriften zur Psychoanalyse, Bd. II. S. Fischer, Frankfurt am Main 1972.
Frankl, E. V.: Ärztliche Seelsorge. Grundlagen der Logotherapie und Existenzanalyse. S. Fischer, Frankfurt am Main 1985.
Fromm, E.: Authentisch leben. Herder, Freiburg im Breisgau 2000.
König, K.: Kleine psychoanalytische Charakterkunde. Vandenhoeck & Ruprecht, Göttingen 1993.
Mentzos, S.: Neurotische Konfliktverarbeitung. S. Fischer, Frankfurt am Main 2003.
Rahn, E./ Mahnkopf, A.: Lehrbuch der Psychiatrie. Psychiatrie-Verlag: Bonn 1999.
Richter, H. E.: Eltern, Kind und Neurose. Klett, Stuttgart 1963.
Riemann, F.: Grundformen der Angst. Reinhardt, München 1961.
Rogoll, R.: Nimm dich, wie du bist. Mit sich selber einig werden. Herder, Freiburg im Breisgau 1991.
Röhr, H.-P.: Borderline bewältigen. Hilfen und Selbsthilfen. 5. Aufl. der Neuausgabe. Patmos, Ostfildern 2021.
Röhr, H.-P.: Die Angst vor Zurückweisung. Was Hysterie wirklich ist, und wie man mit ihr umgeht. Neuausgabe. Patmos, Ostfildern 2018.
Röhr, H.-P.: Erholung beginnt im Kopf. Tiefenentspannung durch Alpha-Relaxing. 8. Aufl. der Neuausgabe. Patmos, Ostfildern 2020 (Buch mit Übungs-CD).
Röhr, H.-P.: Ich traue meiner Wahrnehmung. Heilung nach sexuellem und emotionalem Missbrauch. 4. Aufl. der Neuausgabe. Patmos, Ostfildern 2021.
Röhr, H.-P.: Narzissmus. Dem inneren Gefängnis entfliehen. 10. Aufl. der Neuausgabe. Patmos, Ostfildern 2022.
Röhr, H.-P.: Sucht – Hintergründe und Heilung. 9. Aufl. Patmos, Ostfildern 2020.
Röhr, H.-P.: Vom Glück sich selbst zu lieben. Wege aus Angst und Depression. 14. Aufl. Patmos, Ostfildern 2021.
Röhr, H.-P.: Wege aus der Abhängigkeit. Belastende Beziehungen überwinden. 7. Aufl. Patmos, Ostfildern 2022.

Röhr, H.-P.: Wie Sie Ihr Selbstwertgefühl stärken. Die geheimen Programme der Seele entschlüsseln. 2. Aufl. der Neuausgabe. Patmos, Ostfildern 2022.
Sachse, R.: Histrionische und narzisstische Persönlichkeitsstörungen. Hogrefe, Göttingen 2002.
Sendera, A. / Sendera, M.: Skills-Training bei Borderline- und Posttraumatischer Belastungsstörung. Springer, Berlin 2012.
Sperling, F. / Massing, A. / Reich, G.: Die Mehrgenerationen-Familientherapie. Vandenhoeck & Ruprecht, Göttingen 1992.